Théorie et Application de Méthodes Modernes de Force et de Puissance

Méthodes modernes pour développer une super-force

Par Coach Christian Thibaudeau
Édité par Tony Schwartz

Préface par Thomas J. Myslinski, Jr.

Éditions F.Lepine

ISBN 978-0-9809415-8-6

Publication 2008

www.MuscleDriveThru.com

Table des matières

À propos de l'éditeur

Tony Schwartz est un entraîneur spécialisé en conditionnement physique et en force, établi dans le mid-ouest des États-Unis. Tony se spécialise dans l'élaboration de programmes d'entraînement pour les athlètes de force et de puissance. On dit de ses méthodes pour augmenter la force et la puissance qu'elles sont à la fois peu orthodoxes, mais étonnamment efficaces. Il travaille actuellement sur un projet visant à optimiser la synergie entre l'entraînement, la nutrition et la supplémentation pouvant être utilisé par les athlètes tant élite qu'amateurs.

En plus de son travail dans le domaine du conditionnement et de la force, Tony est également un assistant de recherche dans le domaine de la physiologie de l'exercice. Il est disponible pour faire de l'entraînement privé dans la région de Chicago, IL, de même que dans la région de Bloomington, IN.

Préface

« Que la vérité soit, le voile du secret est levé! »

Dans le livre « Théorie et Application de Méthodes Modernes de Force et de Puissance », Christian Thibaudeau crée une œuvre facile à comprendre et très complète qui inclut des recherches et des applications bien spécifiques dignes des plus grands entraîneurs au monde. Issue de l'expérience du « père de la plyométrie », Yuri Verkhoshancki, et de l'Allemand Jurgen Weineck, en passant par les travaux récents du Français Gilles Commetti ainsi que de l'entraîneur de Christian lui-même, le Canadien Jean Boutet, Christian propose une approche directe simplifiant la compréhension des difficultés du Système Séquentiel Conjugué. Méthodiquement et systématiquement construit, ce manuscrit est pleinement référencé et bourré d'évidences scientifiques actuelles, et clarifie bien des systèmes d'entraînement jusque-là bien gardés.

Très souvent, en tant qu'enseignants, nous tentons d'améliorer la performance totale d'un athlète, provocant le phénomène communément appelé « paralyse par suranalyse », semant la confusion chez ceux qui tentent d'apprendre. En comprenant que le temps est précieux, nous devons utiliser le temps de nos athlètes sagement et produire le maximum de résultats le plus rapidement possible. Au moyen de l'approche séquentielle de développement moteur adoptée par les pays de l'Est, Christian identifie et fragmente toute une panoplie de moyens, méthodes et systèmes en composantes faciles à assimiler et comprendre.

Ensuite, une fois que chacune des habiletés indépendantes est expliquée en détail, le tout est réassemblé et intégré en un nouveau programme complet, supérieur et appliqué dans un protocole d'entraînement spécifiquement fonctionnel. Cette approche « séquence tout » permet à des procédures complexes d'être fragmentées en segments contrôlables, ce qui assure une utilisation judicieuse du temps investi.

De plus, en tant que vétéran de la Ligue Nationale de Football, je comprends entièrement la responsabilité qui accompagne cette position durement acquise. Afin de bien réussir au niveau élite, jour après jour, année après année, le niveau de performance d'un athlète doit toujours se trouver dans une zone optimale. Puisque chaque athlète est unique, possédant ses propres forces et faiblesses, le programme doit être individualisé selon les besoins de l'athlète et exigences motrices de son sport. En fin de compte, le tracas que représente la préparation dépend de l'athlète.

Prendre la responsabilité signifie d'adopter une approche active dans l'organisation de son entraînement et ainsi que prendre des décisions éclairées. Alors que les exigences motrices, les capacités motrices, le stimulus d'entraînement, le type et la quantité d'application sont basés sur la science, l'application elle-même est un art.

Ce livre élargira inévitablement vos horizons en matière d'applications dans le domaine de la force comme il est rare de voir en Amérique du Nord; vous n'en serez que plus connaissant sur le sujet, tout comme je le fus. La complaisance n'a pas sa place en athlétisme – nous devrions toujours être à la poursuite du « Saint-Graal ».

Thomas J. Myslinski, Jr.

Entraîneur en conditionnement physique et en force, ***Cleveland Browns***

Partie 1
La science
de la force

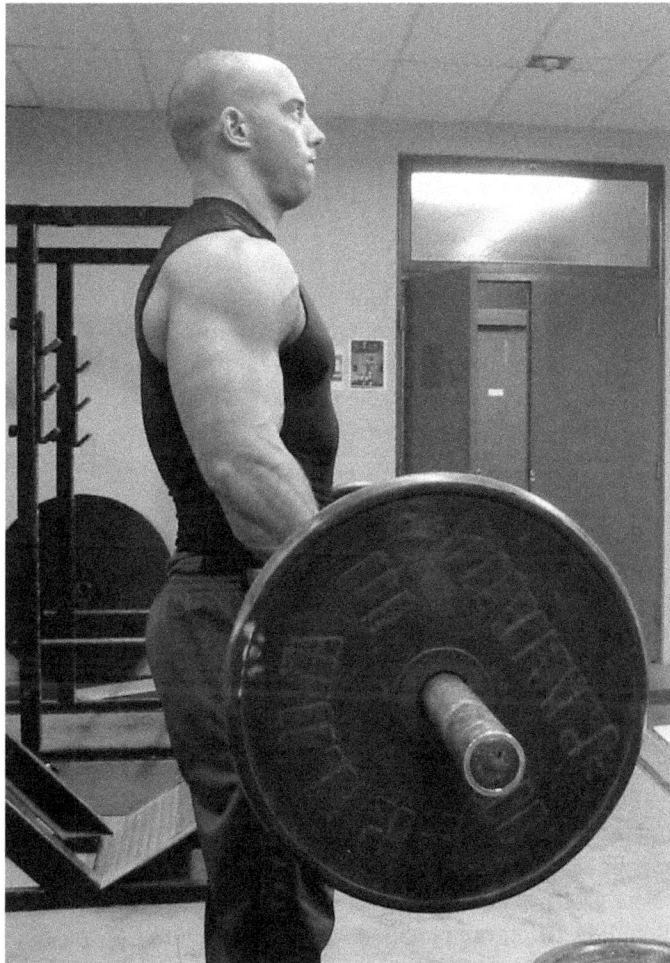

Utiliser la science et l'expérience pratique afin de découvrir les meilleures méthodes d'entraînement

Introduction

Ceci est mon deuxième livre (le premier étant *Le Livre Noir des Secrets d'Entraînement*) et c'est un cadeau que je me suis fait à moi-même. Je voulais écrire un ouvrage destiné spécifiquement aux athlètes de force et entraîneurs en force depuis longtemps; rendre disponible quelque chose qui allait révolutionner la manière dont les athlètes de haut niveau approchent l'entraînement. Cela dit, je ne suis pas utopique non plus. Je ne crois pas que ce livre propulsera l'entraînement en force et en puissance dans une nouvelle ère. Cependant, je suis certain que chacun d'entre vous apprendra dans ce livre plusieurs nouveaux moyens de s'entraîner, plusieurs nouvelles méthodes, plusieurs nouveaux protocoles et bien plus. En tant qu'athlète ou entraîneur, ce livre ajoutera quelques outils à votre coffre, vous permettant d'atteindre de nouveaux niveaux de succès dans votre entraînement (ou celui de vos athlètes).

Ce livre couvre l'entraînement en force et en puissance de façon très poussée. Vous découvrirez les bases scientifiques des méthodes de force et de puissance, vous apprendrez aussi comment appliquer ces méthodes sur le terrain. Vous pourrez trouver de l'information sur la planification à long terme d'un programme en utilisant les techniques expliquées, ainsi que plus de 30 exercices de puissance, démontrés et décrits.

Voici donc un ouvrage facile à comprendre puisqu'il a été écrit pour l'entraîneur et l'athlète, mais qui est à la fois scientifique puisqu'il exposera les « pourquoi » derrière toutes les techniques. Je crois fermement qu'il est important de comprendre quelque chose que nous utilisons afin d'en récolter le maximum de bénéfices.

La première partie de ce livre s'attardera surtout aux catégories générales des méthodes d'entraînement et expliquera le fondement scientifique derrière chacune de ces méthodes :

- Entraînement en action eccentrique (négatif)
- Entraînement en action concentrique (positif)
- Entraînement en action isométrique
- Entraînement en accumulation d'énergie cinétique
- Entraînement en contraste

La seconde partie du livre traitera de toutes les applications possibles de ces méthodes générales de même que de la manière de les utiliser dans une planification d'entraînement.

La troisième partie traitera de conception de programme, ou de la manière adéquate d'agencer les méthodes d'entraînement choisies en un plan d'entraînement logique et efficace.

La quatrième partie traitera d'entraînement en électromyostimulation (EMS) pour athlètes, de ces bénéfices et de ses limites.

La cinquième partie vous donnera plus de 30 exercices de puissance différents afin de maximiser vos performances sportives.

Enfin, la sixième partie traitera des mythes concernant l'entraînement en force pour les athlètes féminines.

Bonne lecture !

Entraînement en action eccentrique

L'action eccentrique d'un muscle fait référence à un étirement résisté de ce muscle ; un muscle qui produit une force alors qu'il est en train de s'allonger. En Anglais, ce genre d'action a également été appelé « *yielding* » (le terme ne trouve pas réellement de traduction francophone, mais elle fait référence à l'action de ramener la charge là où elle peut-être soulevée à nouveau). La terminologie anglophone pour désigner l'action inverse est « *overcoming* », qui pourrait maladroitement se traduire par « vaincre » (la résistance, ou la charge). Par souci de simplicité, nous utiliserons ces termes :

Portion négative, ou eccentrique, du mouvement.
Portion positive, ou concentrique, du mouvement.

L'action eccentrique se retrouve dans la majorité des exercices à poids libres, ainsi que ceux avec appareils. Cependant, puisque le potentiel de force concentrique est plus bas que le potentiel de force eccentrique, les muscles sont rarement stimulés à leur maximum pendant la portion eccentrique du mouvement. En d'autres mots, la faiblesse relative de la portion concentrique prévient une surcharge complète pendant la portion eccentrique de l'exercice.

Tel que je vais l'expliquer, c'est la portion négative d'un exercice qui produit les meilleurs résultats. Ainsi, un individu cherchant les résultats maximaux devrait planifier utiliser des méthodes d'entraînement qui placent l'accent sur la surcharge eccentrique.

Le stress eccentrique est un stimulus supérieur pour l'amélioration de la force

Cela fait un bon moment que nous savons que la portion négative d'un mouvement procure davantage de gains en force que la portion positive. Par exemple, lors d'une étude menée par Hortobagyi et ses collègues, on à découvert que les améliorations en force maximale découlant d'un entraînement en eccentrique uniquement procurèrent davantage de gains en force qu'un programme d'entraînement en concentrique seulement suivi pendant 6 semaines. Par force maximale je veux parler de la somme des forces maximales concentrique, isométrique et eccentrique. Selon ces paramètres, la force eccentrique eu une amélioration moyenne de 85 %, alors que la force concentrique eu une amélioration moyenne de 78 %. De plus, ce sont des actions négatives sous-maximales et des actions positives maximales qui furent utilisées pour cette étude. Cela nous en dit long à propos du potentiel de l'entraînement en négatif, du moins en ce qui concerne les gains en force maximale. Il est à noter que ces résultats concordent avec la littérature scientifique sur ce sujet. Par exemple, une étude menée par Higbie et coll. (1996) à démontrée une augmentation de forces combinées (amélioration en force concentrique + amélioration en force eccentrique) de 43% avec un entraînement en eccentrique seulement comparativement à 31,2 % avec un programme en concentrique seulement.

Il est également à noter qu'une étude par Hilliard-Robertson et ses collègues tire comme conclusion qu'« *Un protocole d'entraînement en résistance qui inclut des mouvements eccentriques et concentriques, <u>particulièrement lorsque l'emphase se trouve sur la portion eccentrique</u>, semble résulter en davantage de gains que l'entraînement en concentrique uniquement.* » Ceci concorde avec une autre étude précédente par Komi et Buskirk (1972) qui mesurèrent une augmentation de force plus grande après un protocole d'entraînement en eccentrique qu'après un protocole en concentrique seulement.

Il fut également découvert que d'enlever la portion eccentrique d'un programme d'entraînement compromet sévèrement les gains potentiels en force (Dudley et coll. 1991).

Le stress eccentrique est un stimulus supérieur pour la croissance musculaire

L'étude ci-haut mentionnée (Higbie et coll. 1996) démontra que l'entraînement en eccentrique seulement mena à un accroissement de la masse d'un muscle de l'ordre de 6,6 % sur une période de 10 semaines alors qu'un entraînement en concentrique seulement mena à des gains de l'ordre de 5 %. Bien que la différence ne semble pas énorme, n'importe quel culturiste digne de ce nom sait qu'un accroissement supplémentaire de presque 2 % sur une période de 10 semaines peut être visiblement significatif, surtout à long terme.

Ces résultats sont corroborés par une autre étude récente (Farthing et Chilibeck 2003), qui conclut que « l'entraînement en eccentrique aboutissant en une plus grande hypertrophie que l'entraînement concentrique. »

Une autre étude récente (LaStayo et coll. 2003) A même démontré que l'entraînement en eccentrique accentué a procuré des gains supplémentaires de 19 % en masse musculaire comparativement à l'entraînement en force traditionnel, et ce, sur une période de 11 semaines!

Une autre étude conclut que « l'action musculaire eccentrique est un stimulus nécessaire pour l'hypertrophie musculaire » (Cote et coll. 1988).

Pourquoi est-ce que l'entraînement en eccentrique est efficace?

L'entraînement en eccentrique permet de stimuler de plus grands gains en force et en masse que l'entraînement concentrique pur. Pourquoi? Il y a cinq principales raisons :

1. Il y a une adaptation nerveuse supérieure suite à l'entraînement eccentrique comparativement à l'entraînement concentrique (Hortobagyi et coll. 1996).

2. La force produite lors d'actions eccentriques maximales est plus importante (surcharge plus grande) parce que vous pouvez utiliser une charge externe supérieure (Colliander et Tesch 1990).

3. Il y a un niveau de stress supérieur pour chaque unité motrice pendant l'entraînement en eccentrique. Moins d'unités motrices sont stimulées pendant la portion eccentrique d'un mouvement, ainsi chaque unité motrice ainsi stimulée reçoit davantage de stimulation (Grabiner et Owings 2002; Linnamo et coll. 2002). De plus, puisque le système nerveux semble stimuler moins d'unités motrices pendant une action eccentrique maximale, le potentiel d'amélioration pourrait être supérieur que pendant une action concentrique maximale.

4. Il existe certaines évidences démontrant que <u>les actions eccentriques maximales stimulent préférablement les fibres musculaires de type rapide</u>, qui répondent davantage à la croissance musculaire et au renforcement (Nardone et coll. 1989, Howell et coll. 1995, Hortobagyi et coll. 1996). En fait, l'entraînement en eccentrique peut stimuler une évolution vers un profil s'apparentant davantage à celui des fibres rapides (Martin et coll. 1995).

5. La grande partie du micro-traumatisme aux cellules musculaires se produisant pendant l'entraînement résulte de l'action eccentrique (Brown et coll. 1997, Gibala et coll. 2000). Il à été établit que ce micro-traumatisme agit comme un signal aux muscles d'initier le processus d'adaptation (Clarke and Feedback, 1996).

Bénéfices supplémentaires à l'entraînement en eccentrique

Pour la majorité d'entre nous, les gains en force et en masse sont la priorité numéro un. Cependant, les effets positifs de l'entraînement en eccentrique ne se limitent pas à ce qui est expliqué ci-haut. Nous pouvons également mentionner ces bénéfices parallèles :

1- Apprentissage croisé plus grand (Hortobagyi et Lambert 1997). Cela fait référence au transfert de l'accroissement en force du membre d'un côté à celui du côté opposé. En termes pratiques, cela signifie que si vous deviez travailler uniquement votre bras droit utilisant uniquement des actions eccentriques, une partie de gains en force serait également acquise par le bras gauche. Cela peut être très bénéfique afin de prévenir la perte excessive de force si un membre est immobilisé.

2. L'entraînement eccentrique est aussi une méthode supérieure pour traiter les tendinites comparativement à l'exercice en concentrique (Mafi et coll. 2001). Nous pourrions débattre que ce type d'entraînement est adéquat pour les athlètes blessés et qu'il est relativement plus sécuritaire que l'entraînement en concentrique, même si les charges utilisées sont plus lourdes.

3. Un dernier point d'intérêt est que les gains en force provenant de l'entraînement en eccentrique sont maintenus pour une période plus longue lors de phases de désentraînement que les gains provenant de l'entraînement en concentrique seulement (Collinder et Tesch 1992, Housh et coll. 1996), ce qui peut être très important pour les athlètes qui ne peuvent pas s'entraîner autant pendant la saison qu'ils ne le font hors-saison.

En termes clairs s'il vous plaît

Les quelques derniers paragraphes étaient très denses en information scientifique, mais en pratique, qu'est-ce que tout cela signifie?

1. Si vous accordez moins d'importance à la portion négative de vos exercices (redescendre la barre très rapidement, ne pas contracter vos muscles pendant la phase eccentrique, etc.), vous pourriez aussi bien ne pas vous entraîner du tout (du moins, si les gains maximaux en force et en masse sont importants pour vous). Soyez prudent cependant, cela ne signifie pas que vous deviez accentuer le stimulus eccentrique dans tous vos exercices. Cela signifie simplement que certains exercices devraient avoir une surcharge eccentrique très grande.

2. Accentuer le stress eccentrique pendant une séance d'entraînement mènera à davantage de gains en force. Les raisons sont reliées aux adaptations structurales ainsi que neurales.

3. La portion eccentrique d'un mouvement est le stimulus principal pour la croissance musculaire puisque c'est la cause de la majeure partie des microtraumatismes infligés aux muscles, ce qui agit comme un signal afin de déclencher le processus de croissance musculaire.

4. Un autre bénéfice que j'ai découvert par expérience est que de surcharger la portion eccentrique d'un exercice permet de développer une sorte de tolérance à la manipulation et au contrôle de charges lourdes. Cela peut aider à accroître la confiance de manière considérable lors de levers avec des poids maximaux.

Techniques des eccentriques accentués

La technique 2/1

Cette technique peut être utilisée très efficacement avec des exercices comme le triage horizontal assis à la poulie, flexion des bras à la poulie avec le câble, extension des triceps à la poulie avec le câble, et la plupart des exercices qui peuvent être faits en utilisant le câble pour les triceps. Elle fonctionne bien avec la plupart des appareils également. La technique est assez simple : vous soulevez la charge en utilisant deux membres (les deux bras si vous faites un exercice pour le haut du corps, et les deux jambes s'il s'agit d'un mouvement de bas de corps) et vous faites la portion eccentrique avec un seul membre.

Ainsi, la surcharge sur le membre entraîné pendant la portion négative de l'exercice est deux fois plus grande que lors de la portion positive. La charge à utiliser devrait être suffisamment légère afin de pouvoir l'accélérer pendant la portion positive, mais suffisamment lourde pour que la portion négative du mouvement soit difficile à faire. Une charge d'environ 70 % de votre maximum habituel (à deux membres) est un bon point de départ.

La portion positive devrait être faite aussi rapidement que possible alors que la portion négative devrait être exécutée en 5 secondes. Des séries de 3-5 répétitions par membre sont faites (pour un total de 6-10 répétitions par série).

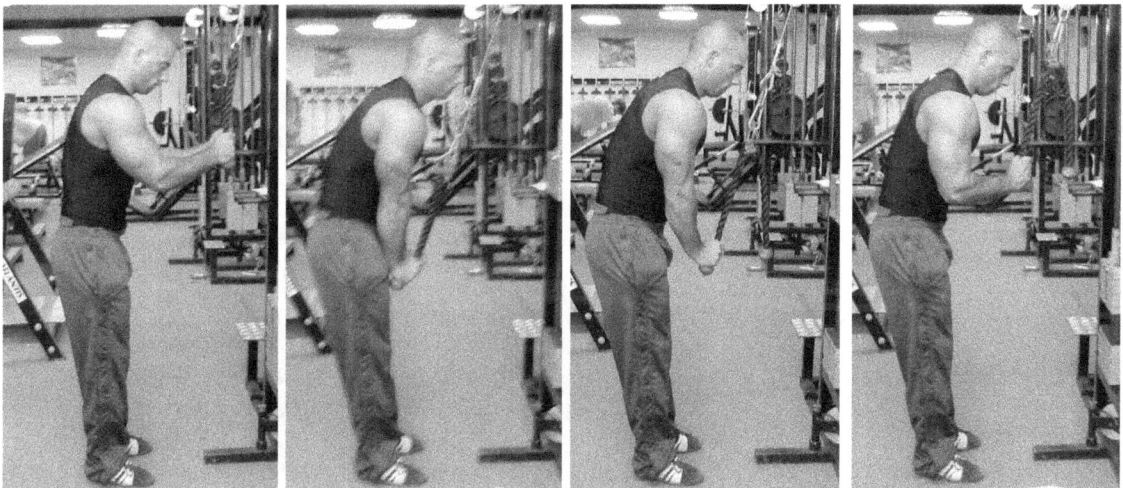

Exemple de la technique 2/1: deux bras sont utilisés pour soulever la charge alors qu'un seul est utilisé pour la retourner à la position de départ.

La technique des deux mouvements

Cette technique fonctionne en faisant la portion positive d'un exercice en utilisant un mouvement de base et la portion négative en faisant un mouvement d'isolation. Les deux meilleurs exemples sont l'épaulé/flexion des bras inversée (soulever la barre comme lors d'un épaulé et la redescendre comme lors d'une flexion des bras inversée) et le développé couché prise étroite/extension des triceps à la barre (soulevez la barre comme lors d'un développé couché prise étroite et la redescendre comme lors d'une extension des triceps à la barre).

Cette technique vous permettra encore une fois d'utiliser une charge très lourde pour la portion négative du mouvement, plaçant ainsi un stimulus de superadaptation sur vos muscles et votre système nerveux.

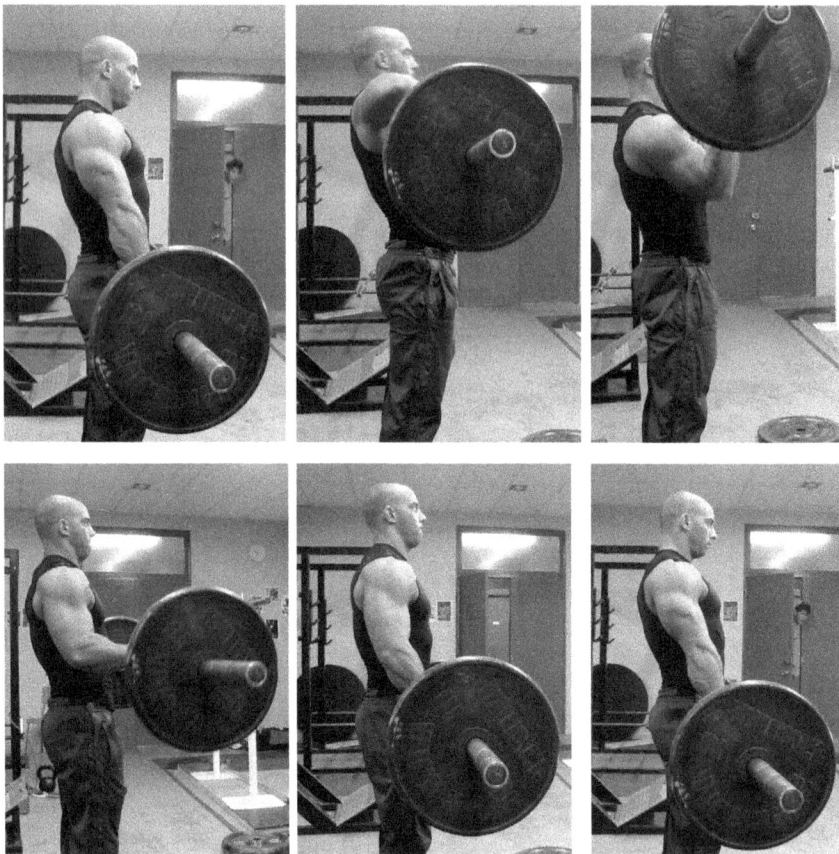

Exemple de la technique des deux mouvements: épaulé pour soulever la charge; flexion des bras inverse pour la redescendre.

Voici quelques autres exemples de mouvements qu'il est possible d'utiliser avec cette technique.

Muscles à surcharger	Portion positive	Portion négative
Biceps, brachialis	Épaulé debout	Flexion des bras inversée
Triceps	Développé couché prise étroite	Extension des triceps à la barre
Grand pectoral	Développé couché aux haltères	Écarté couché
Deltoïdes antérieurs et médians	Épaulé et presse avec haltères	Élévation latérale
Quadriceps, fessiers	Accroupissement à deux jambes avec haltères	Accroupissement à une jambe
Ischios, extenseurs de la colonne	Extension dorsale avec charge	Extension dorsale à une jambe
Rhomboïdes, deltoïdes postérieurs	Tirage vertical buste penché avec haltères	Élévation arrière avec haltères

Je suis d'avis qu'il est préférable de faire 3-5 répétitions avec ce genre d'entraînement.

Eccentriques superlents

Cette technique est plutôt simple. En utilisant une charge allant de modérée à importante (60-85 % de votre max), vous faites une phase négative très lente tout en soulevant la barre de manière explosive.

Le tableau suivant vous donne les paramètres à utiliser selon la charge que vous avez sélectionnée.

Charge	Durée de la portion négative	Nombre de répétitions par série
60 %	14 secondes	3
65 %	12 secondes	3
70%	10 secondes	2
75 %	8 secondes	2
80 %	6 secondes	1
85 %	4 secondes	1

Ce genre d'entraînement en eccentrique accentué est plutôt facile à faire et peut procurer des gains impressionnants en masse musculaire ainsi qu'en force des tendons.

Entraînement en négatif

Les négatifs font ni plus ni moins référence au fait de ne faire que la portion négative d'un mouvement et d'avoir des partenaires soulever la barre pour vous. Vous devriez utiliser une charge se trouvant entre 110 et 130% de votre maximum sur certains mouvements lorsque vous faites des négatifs. La durée du travail (la phase négative) dépend de la charge :

10 secondes si la charge est **110-115 %**
8 secondes si la charge est **115-120%**
6 secondes si la charge est **120-125%**
4 secondes si la charge est **125-130 %**

Lorsque vous faites des négatifs supramaximaux, vous ne devriez faire que des séries d'une seule répétition. Entre 3 et 10 répétitions uniques peuvent ainsi être faites pendant un entraînement. Ce type d'entraînement place un stress énorme sur le système nerveux. Pour cette raison, vous devriez prendre des temps de repos assez longs lorsque vous utilisez cette technique.

Entraînement en action concentrique

La portion concentrique d'un mouvement s'appelle également miométrique. Vous appliquez un certain niveau de force afin de vaincre, ou de soulever, une résistance externe.

Ce genre d'entraînement est très important puisque la force positive est à la base de plusieurs gestes sportifs et de plusieurs actions quotidiennes. Il est important pour les individus impliqués dans des disciplines demandant de soulever une charge (dynamophilie ou *powerlifting*, haltérophilie olympique), puisque l'objectif est de vaincre la résistance la plus forte possible.

Le stress concentrique est un stimulus nécessaire à l'amélioration de la force

Il à été établi que c'est la portion négative d'un exercice qui procure le plus de résultats. Cependant, sans utiliser les actions concentriques/positives dans votre entraînement, il est impossible de développer au maximum votre force limite pour les raisons suivantes :

1. Tout d'abord, si l'entraînement eccentrique peut apporter le plus haut niveau de force combinée (gains en force eccentrique + isométrique + concentrique), il procure également le moins de gains en force concentrique. La recherche démontre que l'entraînement avec seulement des actions négatives mène à des gains en force concentrique qui sont de 2 à 3 fois moindres que lorsque l'entraînement en concentrique est utilisé. Les résultats sont comme suit :

Étude	Type d'entraînement	Gains en force concentrique	Gains en force eccentrique
Higby et coll. 1996	Action eccentrique	6.8%	36.2%
	Action concentrique	18.4%	12.8%
Hortobagyi et coll. 1996	Action eccentrique	13 %	42%
	Action concentrique	36%	13%

2. Il existe certaines évidences démontrant que les mécanismes neuraux utilisés pendant les actions concentriques et eccentriques sont différents (Lionnamo et coll. 2002; Grabiner et Owings 2002; Fang et coll. 2001). Pour citer Grabiner et Owings (2002): « Il y a des évidences directes montrant que les contractions concentriques et eccentriques sont contrôlées différemment par le système nerveux central. » Cela n'est pas seulement démontré pendant l'action, mais également pendant la période préparatoire, pointant au fait que le processus de planification motrice est différent pour les deux types d'actions.

Cela signifie que même si l'entraînement eccentrique pouvait mener à de grands gains en ce qui concerne les structures musculaires, il faut tout de même s'exercer à faire des mouvements concentriques afin de rendre fonctionnels les gains en force.

Il est aussi évident que la spécificité de l'adaptation à l'entraînement s'applique au type d'action musculaire, avec l'entraînement eccentrique menant à davantage de gains en force eccentrique et l'entraînement concentrique menant à davantage de gains en force concentrique. Ainsi, puisque la plupart des sports (et épreuves où il faille lever une charge) impliquent une proportion importante d'action concentrique, l'entraînement de ce type d'action devient alors très important.

Le stress concentrique est un stimulus nécessaire à l'accroissement de la masse musculaire

Bien qu'il soit plutôt bien établi que d'accentuer la portion eccentrique d'un exercice est probablement la meilleure façon de stimuler la croissance musculaire, principalement parce qu'il s'agit de la portion provoquant le plus de microtraumatisme musculaire, la portion concentrique d'un mouvement joue également un rôle dans la stimulation de la croissance musculaire.

Le tableau suivant présente des résultats de deux études menées sur l'impact de l'entraînement en concentrique et en eccentrique sur le volume musculaire :

Étude	Type d'entraînement	Gains en volume
Seger et coll. 1998	Action eccentrique	5.7 %
(10 semaines)	Action concentrique	3.4 %
Higbie et coll. 1996	Action eccentrique	6.6 %
(10 semaines)	Action concentrique	5 %
Higbie et coll. 1994	Action eccentrique	6.9 %
(8 semaines)	Action concentrique	5 %

Il devrait donc être clair que la portion concentrique d'un exercice joue toujours un rôle très important dans la stimulation de l'hypertrophie. Ainsi, si vous souhaitez stimuler un maximum de gains musculaires, vous devriez inclure des méthodes d'entraînement qui mettent l'accent à la fois sur les actions eccentriques et concentriques. De plus, selon les recherches de Seger et coll. (1998) l'entraînement en eccentrique et en concentrique semble également avoir une réponse hypertrophique localisée, l'entraînement eccentrique procurant davantage de gains dans les portions distante d'un muscle (près des tendons), et l'entraînement concentrique procurant davantage de gains au centre du muscle. Il s'agit là d'une autre raison d'inclure les deux types d'entraînement si vous souhaitez maximiser vos gains en hypertrophie.

Comment mettre l'accent sur l'action musculaire concentrique

Afin de rendre la portion concentrique d'un exercice aussi efficace que possible, il faut tenter d'y augmenter la tension intramusculaire. Pour optimiser cette tension, il faut produire un niveau de force très élevé. Plus la force que vous devez développer est grande, plus la tension sera grande.

Souvenez-vous que F=ma (la force est égale à la masse multipliée par l'accélération). Une fois que ce concept est compris, il devient clair qu'il existe trois manières de maximiser la production de force et ainsi la tension intramusculaire :

1. Soulever des charges très lourdes relativement lentement (facteur « masse » élevé)
2. Soulever des charges légères avec énormément d'accélération (facteur « accélération » élevé)
3. Soulever des charges modérées avec une bonne accélération (les deux facteurs étant modérés)

Pour la portion concentrique

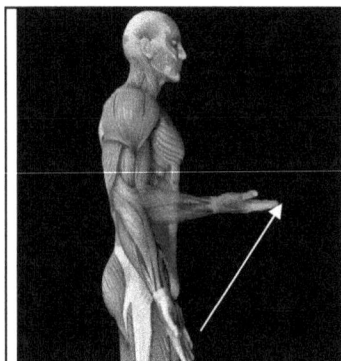

La tension intramusculaire est augmentée si la *résistance est plus grande* et *l'accélération est maintenue*.

La tension intramusculaire est augmentée si *l'accélération est moindre* et la *résistance est maintenue*.

La tension intramusculaire est augmentée si *l'accélération est diminuée et que la charge est augmentée.*

La clé est de se rappeler que, peu importe la charge utilisée, vous devriez tenter de la soulever le plus rapidement possible pendant la portion concentrique de l'exercice.

Entraînement isométrique

Une action musculaire isométrique signifie exercer une tension sans produire de mouvement ni changer la longueur du muscle. Une action musculaire isométrique peut également se nommer *entraînement statique*.

Quelques exemples d'entraînement isométrique :

1. Soutenir une charge à une certaine position dans l'amplitude de mouvement

2. Pousser/tirer contre une résistance externe immobile

Nous avons cru depuis longtemps que nous pouvons produire davantage de force isométrique que concentrique. Bien que certaines études pointent à une différence minime, la littérature Soviétique conclut « *qu'il est nécessaire de mettre en lumière qu'il n'existe pas de différence significative entre la force maximale, telle que mesurée lors d'une contraction isométrique, et la charge maximale pouvant être soulevée pour le même mouvement* » (A.S. Medvedyev 1986).

Bien que probablement pas aussi efficace que l'entraînement en concentrique ou en eccentrique, l'entraînement isométrique peut tout de même apporter des bénéfices important pour la plupart des athlètes.

Entraînement isométrique en tant que catalyseur de l'activation musculaire

L'un des bénéfices les plus importants de l'entraînement isométrique est qu'il s'agit du type de contraction menant au plus grand niveau d'activation. L'activation fait référence à la stimulation des unités motrices d'un muscle. Une étude récente comparant le niveau d'activation musculaire pendant des actions isométriques, concentriques et eccentriques démontre qu'il est possible de stimuler plus de 5 % d'unités motrices supplémentaires que lors d'actions eccentriques maximales ou concentriques maximales; 95,2 % pour l'isométrique comparativement à 88,3 % pour l'eccentrique et 89,7 % pour le concentrique (Babault et coll. 2001).

Ces découvertes concordent avec la littérature scientifique qui démontre qu'il est possible de stimuler presque toutes les unités motrices lors d'une action isométrique maximale (Allen et coll. 1995, Allen et coll. 1998, Belanger et McComas 1981, De Serres et Enoka 1998, Gandevia et coll. 1998, Gandevia et McKenzie 1988, Merton 1954, Newham et coll. 1991, Yue et coll. 2000).

Donc, ce que cela nous révèle est que l'entraînement isométrique peut améliorer notre capacité à stimuler les unités motrices pendant une contraction maximale. Inclure ce type d'action dans notre protocole d'entraînement peut améliorer notre capacité à activer les unités motrices, même lors d'actions dynamiques. À long terme, cette activation nerveuse améliorée peut grandement augmenter le potentiel de production de force.

Par le passé, les exercices isométriques ont été décrits comme étant une technique qui ne devrait être utilisée que par les athlètes avancés. Je suis d'avis différent. L'un des handicaps les plus limitant pour les athlètes de bas niveau est l'incapacité de produire une tension intramusculaire maximale pendant une contraction concentrique. L'exercice isométrique peut ainsi être utilisé pour apprendre comment produire ce haut niveau de tension, puisqu'il requiert moins d'habileté motrice que l'action dynamique correspondante. Pour cette raison, je vois l'entraînement isométrique comme un outil très bénéfique pour tous les athlètes, peu importe le niveau.

Entraînement isométrique en tant que stimulus pour les gains en force

Il est connu depuis longtemps que l'entraînement en action isométrique (EAI) peut mener à des gains en force significatifs. Au cours d'une expérience récente, des gains en force de 14-40% ont été observés sur une période de 10 semaines en utilisant l'entraînement isométrique (Kanchisa et coll. 2002).

Cependant, il est important de comprendre que les gains en force provenant d'un protocole isométrique se produisent principalement aux angles qui sont entraînés (Roman 1986, Kurz 2001), bien qu'il y a un transfert positif de 20 à 50 % des gains en force dans une amplitude de 20 degrés (angle de travail +/- 20 degrés).

Certains individus peuvent voir cette limite comme un aspect négatif de l'entraînement isométrique. Cependant, certains auteurs préfèrent au contraire voir cela comme un bénéfice puisqu'il vous permet d'appliquer un niveau de force plus grand à un certain point de l'amplitude de mouvement, permettant à l'athlète de stimuler d'avantage de gains en force à un point où il en à le plus besoin (angle le plus faible).

Ces trois bénéfices de l'entraînement isométrique peuvent être notés :

1. Une tension intramusculaire maximale est atteinte seulement pendant de courts moments lors d'exercices dynamiques (cela est surtout dû au fait que la résistance possède une vélocité et une accélération), alors que pendant les exercices isométriques, vous pouvez maintenir une tension maximale pendant des périodes de temps plus longues. Par exemple, au lieu de maintenir la tension intramusculaire maximale pendant 0,25 à 0,5 seconde dans la portion concentrique d'un mouvement, vous pouvez la maintenir pendant 3 à 6 secondes pendant un exercice isométrique. La force est grandement influencée par le temps total sous tension *maximale*. Si vous pouvez ajouter 10-20 secondes de tension intramusculaire maximale par séance d'entraînement, vous augmentez ainsi le potentiel de gains en force.

2. Les exercices isométriques peuvent vous aider à améliorer votre force à un point précis de l'amplitude de mouvement d'un exercice. Cela peut s'avérer très bénéfique pour briser des plateaux provoqués par des angles faibles chroniques dans l'amplitude de mouvement.

3. Les exercices isométriques ne sont pas énergivores, ils ne requièrent pas énormément d'énergie. Vous pouvez donc bénéficier des avantages de l'EAI sans interférer de façon abusive avec le reste de votre entraînement.

Entraînement isométrique en tant que stimulus pour les gains en masse

Bien que les hypothèses initiales concernant l'entraînement isométrique faisaient état qu'il n'est pas possible d'accroître la masse musculaire de façon significative due au manque de travail, des découvertes récentes concluent le contraire. Une étude par Kanchisa et coll. (2002) démontra une amélioration du volume du muscle de l'ordre de 12,4 % pour un entraînement en contraction isométrique maximale et de 5,3 % pour l'entraînement isométrique à 60 % d'une contraction maximale après une période d'entraînement de 10 semaines. Les auteurs attribuent ces gains en masse musculaire aux demandes métaboliques et activités endocriniennes plutôt qu'au stress mécanique et au contrôle neuromusculaire.

Conclusions concernant l'entraînement isométrique

Il est important de noter que les applications de l'entraînement isométrique sont tout de même limitées pour un athlète ou un culturiste. Oui, il peut aider à augmenter la force et la masse, mais sans entraînement dynamique (eccentrique et concentrique) parallèle, les gains seront plutôt lents. En fait, certains entraîneurs ont noté que les gains provenant des exercices isométriques cessent après 6-8 semaines (Medvedyev 1986). Donc, bien que l'action isométrique puisse être utile pour travailler un point faible ou augmenter la capacité d'un athlète à activer les unités motrices, il ne devrait être utilisé que pour de courtes périodes lorsque les progrès ont ralenti ou qu'une augmentation rapide de la force soit nécessaire.

L'entraînement isométrique peut également être utile pendant les périodes de faible volume d'entraînement, c'est-à-dire lorsqu'un athlète diminue sa charge d'entraînement à cause de symptômes de fatigue ou de limites de temps. Pour ces occasions, le travail isométrique peut prévenir la perte de muscle et de force.

Applications de l'entraînement isométrique

Voici quelques recommandations fondées sur les travaux d'Y.I. Ivanov de l'ex-Union Soviétique, de l'Américain John Zielger ainsi que sur ma propre expérience :

1. Vous devez contracter vos muscles aussi fort que vous le pouvez; afin d'être efficace, vous devez atteindre et maintenir un niveau maximal de tension intramusculaire.

2. La durée d'une action (une série) devrait être de 1 à 10 secondes, 3 à 6 étant préférable dans la plupart des cas.

3. Utilisez au moins trois positions par mouvement, mais jusqu'à 6 peuvent être utilisés pour obtenir un maximum de résultat (si le temps et l'équipement le permettent). Choisissez des positions clés dans l'amplitude de mouvement, équivalentes au mouvement dynamique si vous souhaitez obtenir un transfert positif des gains en force.

4. Reposez-vous suffisamment entre les séries afin de permettre la production d'une tension maximale à chaque fois. Personnellement, je trouve qu'une période de repos d'une durée dix fois plus longue que le temps de travail est adéquate. Par exemple, si votre série dure 6 secondes, je propose un repos de 60 secondes, etc.

5. Les exercices isométriques devraient être utilisés en parallèle (dans le même entraînement) avec un exercice dynamique similaire, idéalement à haute vélocité.

6. Pour des résultats optimaux, l'entraînement isométrique devrait être d'environ 10% du volume d'entraînement total (calculé selon le nombre de secondes sous tension).

7. Plusieurs entraîneurs sont d'accord avec le fait que les exercices isométriques devraient être utilisés à la fin d'un entraînement (Brunner et Tabachnik 1990, Vorobiev 1988). Cependant, Siff et Verkhoshansky (1999) mentionnent que l'entraînement isométrique peut être utilisé au début d'un entraînement afin de potentialiser/faciliter les exercices de force et de vitesse-force subséquents. Je suis d'accord avec la seconde affirmation.

Une variante : Entraînement isométrique fonctionnel

Un ex-membre d'équipe olympique, Bill March, a expérimenté avec un type d'entraînement appelé « entraînement isométrique fonctionnel », qui a amélioré ses performances de façon incroyable. Évidemment, certaines données portent à croire que March était l'un des premiers rats de laboratoire du Dr. Zielger pour l'usage du Dianabol. À cause de ce fait, l'entraînement isométrique fonctionnel fut écarté sur la théorie que ses gains étaient le résultat d'anabolisants et non de l'entraînement. Cela constitue une grosse erreur à mon avis!

Tout d'abord, March ne prenait que 5-10 mg de Dianabol par jour. Cela constitue une dose extrêmement faible, surtout considérant le fait que l'utilisation de 10 à 20 fois cette quantité parallèlement à d'autres drogues est considérée comme un cycle « normal » pour bien des culturistes! Donc, bien que 5-10 mg de Dianabol par jour ont pu faire une différence, cela ne peut expliquer les gains absolument phénoménaux faits par March.

J'ai récemment essayé moi-même l'entraînement de March. J'ai commencé cet entraînement en Mars (quelle coïncidence!) au cours de mon « retour » à l'entraînement pour l'haltérophilie olympique. En deux semaines, malgré une perte de plus de 30 livres de poids corporel, malgré une force très amoindrie dans les membres inférieurs (je parle d'une diminution de 75 livres de mon maxi au *squat* régulier), et malgré le fait que je n'ai pas pu m'exercer à ces mouvements pour une période de plus de quatre mois, j'ai réussi à battre ma meilleure charge à l'épaulé! De plus, c'était facile! Étrangement, mon arraché ne s'est pas amélioré tout à fait aussi rapidement (mon arraché s'améliore toujours plus rapidement que mon épaulé). J'en ai déduit que puisque je n'avais pas utilisé d'isométrique fonctionnel pour mon arraché, mais que je l'avais fait pour mon épaulé, il devait y avoir quelque chose d'intéressant qui se produisait!

Mais revenons un peu en arrière. Que signifie « entraînement isométrique fonctionnel »? Eh bien, l'entraînement isométrique implique de produire une force sans qu'il y ait de mouvement. La forme la plus pure d'entraînement isométrique consiste à tirer ou pousser sur un objet immobile. Puisque vous stimulez davantage d'unités motrices au cours d'une contraction isométrique qu'au cours d'une contraction concentrique, nous pouvons débattre que les exercices isométriques peuvent mener à une stimulation de force plus grande. Cependant, tel que je l'ai expliqué, certains problèmes surviennent avec l'entraînement isométrique pur :

1. Il est impossible de quantifier le progrès. Puisque vous ne déplacez pas de charge, vous ne savez pas si vous vous améliorez ou si vous produisez une force maximale ou non. Cela peut très certainement nuire à la progression et à la motivation.

2. L'entraînement isométrique est spécifique à l'angle dans lequel il est fait, ce qui signifie que vous aurez des gains en force seulement aux angles qui sont travaillés (le transfert des gains de force n'est que de l'ordre de 15-20 degrés).

L'entraînement isométrique fonctionnel est un peu différent. Vous appliquez toujours une force sans produire de mouvement, mais cette fois vous soulevez réellement une charge. Laissez-moi vous expliquer.

Vous commencez avec la barre placée à une hauteur précise et vous la soulevez de deux ou trois pouces. Ensuite, vous maintenez la position pendant 6 à 10 secondes. Vous continuez d'ajouter de la charge jusqu'à ce que vous ne puissiez plus la soulever et la maintenir pour au moins 6 secondes tout en maintenant une bonne posture lors de l'effort.

De cette manière, vous soulevez réellement une charge et vous pouvez mesurer votre progrès. Mais le problème de spécificité des angles n'est toujours pas résolu. C'est la raison pour laquelle nous devons utiliser trois positions couvrant la totalité de l'amplitude d'un mouvement sélectionné. Ces trois positions sont :

1. Quelques pouces après la position de départ
2. L'angle le plus faible

3. Quelques pouces avant la position finale

Cette technique peut être utilisée pour plusieurs mouvements de musculation. Je trouve qu'il est particulièrement efficace pour améliorer le développé couché, le soulevé de terre/épaulé, ainsi que la presse au dessus de la tête.

Une seconde variante : l'exercice à méthodes combinées

Un exercice ne doit pas nécessairement être *isométriquement pur* afin de procurer des bénéfices. Une bonne variante consiste à utiliser une action statique comme partie intégrante d'un mouvement dynamique. L'entraîneur en haltérophilie Robert Roman recommande ce genre d'entraînement en isométrie pour les haltérophiles. Les athlètes doivent incorporer des exercices qui font appel à une pause lors de certaines positions pendant l'exécution du mouvement. Par exemple, l'athlète fera un *squat* jusqu'à mi-course de la portion eccentrique, faire une pause de 3 à 15 secondes lorsque les genoux sont fléchis à 90 degrés, pour ensuite terminer la descente puis soulever la barre.

Je trouve que cela est une excellente façon de travailler, surtout si l'athlète fait une pause à l'angle le plus faible de l'amplitude de mouvement. Ainsi, non seulement est-il possible d'améliorer le maillon le plus faible de la chaîne, mais vous pouvez également développer la capacité de combattre l'inertie et d'accélérer la charge externe à partir de cette position la plus faible.

Encore une fois, cette méthode peut être utilisée pour tous les exercices, mais elle est surtout utile pour les exercices comportant un angle significativement plus faible ainsi qu'une grande amplitude de mouvement.

Exemples d'exercice à méthodes combinées : La méthode isométrique et isobalistique

Ce type d'entraînement fait précéder une contraction concentrique à une contraction isométrique. La contraction isométrique devrait avoir lieu à l'angle le plus faible de l'amplitude de mouvement et devrait être maintenue pour une durée pouvant varier de 2 à 15 secondes selon l'effet recherché.

La différence entre isomiométrique et isobalistique réside dans la nature de l'action concentrique. Lors d'un exercice isomiométrique, la charge est soulevée aussi rapidement que possible, mais la charge est relativement lourde, de sorte qu'elle ne bouge pas réellement rapidement. Lors d'une contraction isobalistique, vous devez projeter la source de résistance dans les airs (la résistance devrait donc être légère).

Les avantages de ce genre d'entraînement sont :

1. Renforcer l'angle le plus faible d'un exercice (de façon très semblable à l'exercice en isométrie) tout en intégrant cette amélioration au sein d'un mouvement dynamique.
2. Renforcement de la position de départ.
3. Amélioration de la capacité à produire une force maximale à partir d'une vélocité nulle.

Le tableau suivant vous aidera à sélectionner les paramètres d'entraînement adéquats lors de l'utilisation de ces deux méthodes :

Charge	Type de méthode	Durée de la portion isométrique	Nombre de répétitions par série
75-85 %	Isomiométrique	2 secondes	2-3
65-75 %	Isomiométrique	4 secondes	3-4
55-65 %	Isomiométrique	6 secondes	4-5
45-55 %	Isomiométrique	8 secondes	5-6
35-45 %	Iso balistique	10 secondes	2-5
25-35%	Iso balistique	12 secondes	2-5
15-25 %	Iso balistique	14 secondes	2-5

Entraînement en accumulation d'énergie cinétique (EAEC)

Nous discuterons maintenant d'une forme spéciale d'entraînement en force que j'appelle « *entraînement en accumulation d'énergie cinétique* » (EAEC). Il implique des méthodes d'entraînement qui produisent une importante accumulation d'énergie cinétique au cours de la phase eccentrique du mouvement et l'utilisation subséquente de cette énergie pour potentialiser la portion concentrique de l'exercice. Ce genre d'entraînement est connu sous différents noms : *entraînement-choc* (littérature soviétique), *plyométrie* (par les entraîneurs de l'Ouest), et *powermétrie* (un terme plus récent imaginé par Mel Siff).

Je préfère utiliser le terme « entraînement en accumulation d'énergie cinétique » puisqu'il explique la nature et la raison de l'efficacité de ce type d'exercice. Nommément, en augmentant la quantité d'énergie cinétique produite lors de la phase eccentrique, puis en la transférant dans l'exécution de la phase concentrique, vous augmentez la production de force et de puissance tout en améliorant les facteurs nerveux et musculaires, ainsi que les réflexes impliqués dans la production de force.

La plupart des entraîneurs limitent ce genre d'exercice aux entraînements de plyométrie classique (sauts de différentes natures) et pour l'entraînement en sauts réguliers. Cependant, plusieurs autres méthodes sont incluses dans ce genre d'entraînement. Avant que je ne vous les présente et que je vous explique la raison de leur efficacité, vous devez comprendre que l'EAEC n'est en fait qu'une forme d'entraînement en eccentrique accentué. Cependant, au lieu d'accentuer le stress eccentrique en maximisant la tension eccentrique (en abaissant des charges très lourdes ou en abaissant des charges modérées, mais lentement), nous allons utiliser une phase eccentrique très rapide. L'objectif n'est pas d'augmenter le stress eccentrique, mais plutôt d'accumuler autant d'énergie cinétique et élastique que possible. Pour y arriver, la portion négative doit être faite très rapidement et le temps de transition (entre la phase négative et positive) doit être très court.

Les types d'exercices que nous inclurons dans cette catégorie sont :

1. *Depth Jumps* (sauts en contrebas)
2. Atterrissages
3. Eccentriques en survitesse

Depth Jumps (Sauts en contrebas)

Également connus sous le nom d'entraînement-choc, ils furent développés par Yuri Verkhoshansky en 1977. L'objectif de cette méthode est d'augmenter la puissance concentrique et la production de force en stimulant les muscles et les réflexes par les « étirements-chocs » précédant la portion positive du mouvement. Cela se fait en se jetant en bas d'une certaine hauteur (habituellement de 0.4m à 0.7m, bien que des hauteurs pouvant aller jusqu'à 1.1m ont été utilisées par certains athlètes très avancés) afin de provoquer de puissantes activations d'étirement, pour ensuite sauter aussi haut que possible dès que les pieds touchent le sol.

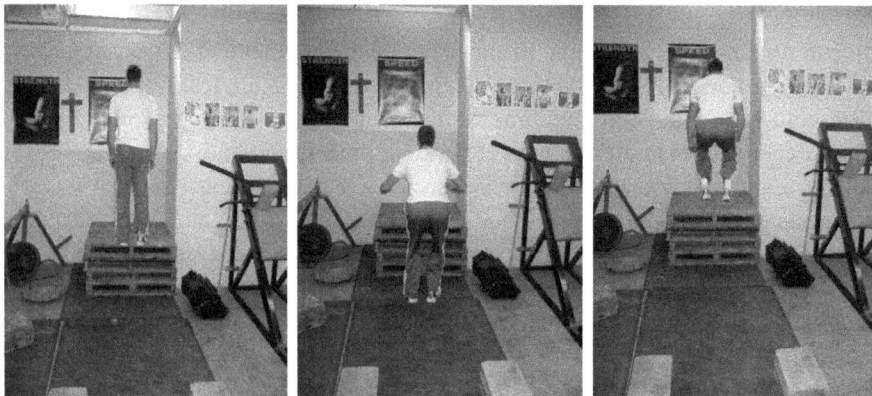

Il a été bien établi dans les études à la fois de l'Est et de l'Ouest que les *depth jumps*, ou entraînement-choc, peuvent améliorer la production de puissance lors des sauts en hauteur. Cela est principalement dû aux facteurs suivants :

1. Une augmentation de la force de réaction. La force de réaction signifie la capacité à transférer rapidement d'une action négative/eccentrique à une action positive/concentrique. Un manque de force de réaction mènera à des temps de transition plus longs et, conséquemment, à une production de force et de puissance moindre lors de la phase concentrique du mouvement (Kurz 2001).

2. Adaptation neurale. Viitasalo et coll. (1998) à découvert une réponse neurale différente entre les athlètes faisant beaucoup de sauts et les individus ordinaires lors de test de *depth jumps*. Les sauteurs étaient en mesure d'activer davantage d'unités motrices pendant le mouvement (EMG plus grand) et de planifier la commande motrice plus rapidement (préaction EMG plus élevée et plus rapide). Kyröläinen et coll. (1991) à également découvert que 16 semaines d'entraînement au *depth jump* menèrent à une efficacité de saut plus grande. Schmidtbleicher (1987 et 1982) à découvert que les sujets entraînés pouvaient utiliser l'énergie cinétique produite pendant la portion eccentrique d'un *depth jump*, alors que chez les sujets non entraînés, la période eccentrique était inhibitrice plutôt que potentiatrice ! Finalement, Walshe et coll. (1998) conclut que la supériorité de l'entraînement au *depth jump* sur l'entraînement en saut régulier était due à l'atteinte d'un état de muscle actif supérieur, ce qui signifie que la portion eccentrique rapide du mouvement à augmenté l'activation du muscle.

3. Adaptations structurales. Les *depth jumps* sont réputés pour provoquer des courbatures et des dommages musculaires (Horita et coll. 1999). Cela est compréhensible puisque la force eccentrique produite est très élevée, bien que rapide. Cela peut donner une indication que les *depth jumps* sont un stimulus puissant pour stimuler les adaptations structurales. Cependant, les *depth jumps* ne mènent pas à une hypertrophie significative. La nature des adaptations structurales suivant les *depth jumps* n'est pas de nature quantitative, mais qualitative : une amélioration de la force et de la capacité contractile de chaque fibre musculaire.

La littérature soviétique nous propose les guides suivants lors de la pratique de *depth jumps* :

1. La position des articulations à l'atterrissage devrait être aussi près que possible de celle des gestes sportifs importants (Laputin and Oleshko 1982).

2. La phase d'amortissement devrait être suffisamment courte pour éviter de perdre l'énergie élastique produite, mais suffisamment longue pour que l'étirement-choc se produise (Laputin and Oleshko 1982). La recherche indique que l'énergie élastique provenant de l'atterrissage est emmagasinée pour une durée pouvant aller jusqu'à 2 secondes. En théorie donc, vous disposez d'une période de 2 secondes entre « l'atterrissage » et le « décollage ». Cependant, pour maximiser l'effet d'entraînement, vous ne devriez pas passer plus d'une seconde en contact avec le plancher.

3. La hauteur de la descente devrait être choisie selon le niveau de préparation de l'athlète. Les talons ne devraient pas toucher le sol pendant la phase d'atterrissage. S'ils le font, alors la hauteur de la descente est trop grande (Laputin et Oleshko 1982). Une hauteur variant entre 0.5m et 0.7m semble être idéale pour la plupart des athlètes de force et de puissance (Roman 1986).

4. Les *depth jumps* ont un effet d'entraînement très puissant, donc le volume de travail devrait être faible, c'est-à-dire pas plus que 4 séries de 10 répétitions (ou un total de 40 sauts répartis sur davantage de séries), 2-3 fois par semaine pour les athlètes avancés, et 3 séries de 5-8 répétitions (ou 15-24 sauts au total répartis sur davantage de séries), 1-2 fois par semaine pour les athlètes de moindre niveau (Laputin et Oleshko 1982). Le problème avec plusieurs entraîneurs et athlètes est qu'ils ne considèrent pas (ni ne ressentent) les *depth jumps* comme étant difficiles; ils ne sont pas très fatigants comparativement à d'autres types d'entraînement. À cause de cela, le volume d'entraînement qu'ils font aux *depth jumps* est souvent trop élevé.

5. Compte tenu de l'effet d'entraînement très prononcé des *depth jumps*, il est mal venu de faire ce type d'entraînement de façon systématique toute l'année durant. La méthode-choc devrait être utilisée en blocs de 3-4 semaines avec au moins 4 semaines entre chacun d'eux (Roman 1986). En fait, certains entraîneurs recommandent de ne pas faire plus de 2-3 blocs de ce genre par année (Medvedyev 1996), et seulement lorsqu'une augmentation rapide en puissance et en force de réaction est requise afin d'améliorer la performance. Souvenez-vous que toutes les méthodes d'entraînement, peu importe à quel point elle est efficace, perdront de leur efficacité avec le temps. L'entraînement-choc n'est pas différent. Si vous l'utilisez à longueur d'année, il viendra un moment où vous n'en tirerez plus de bénéfices supplémentaires. Cependant, en utilisant de courts blocs chocs, vous pouvez donner un coup d'accélérateur à votre performance. Puisque vous n'utilisez les *depth jumps* que pour une courte période, vous obtiendrez le même survoltage au niveau de votre performance à chaque fois que vous utilisez un tel bloc-choc.

Atterrissage d'altitude

Un texte récent par David Kerin (2002) conclut que c'est la portion eccentrique du *depth jump* qui procure les plus grands effets d'entraînement en ce qui a trait à l'augmentation du saut vertical et à la puissance des membres inférieurs. En y réfléchissant bien, cela est logique. C'est au cours de l'atterrissage que le stress eccentrique est à son plus haut puisque toute l'énergie cinétique accumulée pendant la chute se transforme en surcharge musculaire. Cela peut grandement augmenter votre capacité à freiner votre chute et à absorber cette énergie cinétique. Si vous êtes faible dans la portion eccentrique du *depth jump* (saut en contrebas), que se passera-t-il ? Le temps de transition (entre la phase eccentrique et concentrique) sera très grand et la capacité à sauter qui en résultera sera plutôt faible. Plus le temps de transition entre l'atterrissage et le décollage est court, plus le saut sera haut. Afin de réduire le temps de transition, vous devez augmenter la force eccentrique et la capacité à absorber l'énergie cinétique.

Les sauts en contrebas (*depth jumps*) sont efficaces pour y arriver, mais ne faire que la portion eccentrique (atterrissage) et s'exercer à absorber le choc de l'atterrissage peut en fait être plus utile. De cette façon, vous pouvez utiliser des hauteurs de chutes plus grandes (jusqu'à 0,75-1,25 m). Encore une fois, le mot d'ordre est d'atterrir en une position qui soit propre à votre sport. Par exemple, un joueur de football devrait atterrir avec les genoux fléchis à environ 90-110 degrés.

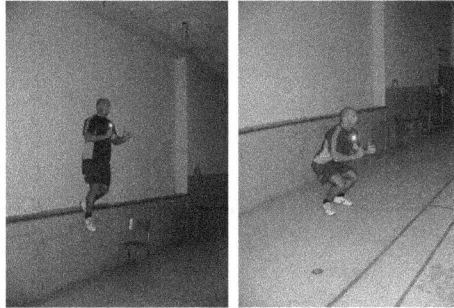

Tout comme les *depth jumps*, l'atterrissage d'altitude procure un effet d'entraînement très puissant et ne devrait être utilisé que pour de courtes périodes et avec un volume de travail très faible. Bien que l'atterrissage en altitude puisse parfois être utilisé dans le même bloc d'entraînement que les *depth jumps*, je ne le recommande pas. Je propose plutôt la progression suivante :

Bloc 1 (4 semaines)
Atterrissage d'altitude.

Bloc 2 (4 semaines)
Entraînement en sauts de faible Intensité.

Bloc 3 (4 semaines)
Depth jumps.

Bloc 4 (4 semaines)
Entraînement en sauts de faible Intensité.

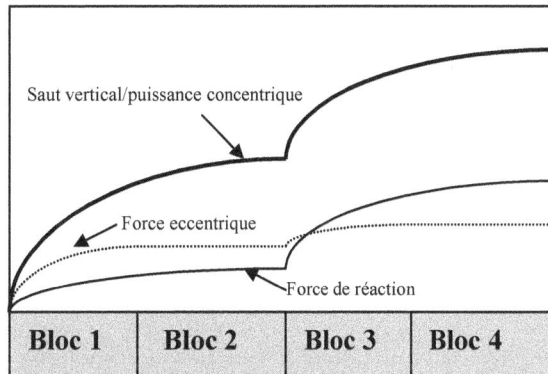

Cette progression assurera une progression constance et rapide en capacité de saut vertical. Vous pouvez répéter ce cycle de 16 semaines trois fois au cours de l'année pour une superbe amélioration.

Eccentriques en survitesse

Ce type d'exercice pourrait presque s'appeler « entraînement choc avec poids ». C'est la création de l'entraîneur en *powerlifting* Louis Simmons, décrit dans ses vidéos d'entraînement comme étant « *The Reactive Method* » et « *Special Strengths* ».

Simmons explique que pour profiter de l'entraînement en eccentrique pour des gains maximaux en force, vous devriez l'utiliser (la portion eccentrique) afin d'accumuler del'énergie cinétique qui se convertira en énergie élastique et ultimement en production de force plus grande au cours de la portion concentrique de l'exercice.

Pour y arriver, deux choses doivent être présentes :

1. Une phase eccentrique rapide: En rabaissant la barre ou votre corps plus rapidement, vous produisez davantage d'énergie cinétique. Il existe certaines recherches qui démontrent l'efficacité de cette technique (bien que les résultats obtenus par les gars de Westside Barbell soient déjà suffisamment éloquents !). Par exemple, une étude par Farthing et Chilibeck (2003) a démontré que *« l'entraînement eccentrique rapide est l'entraînement le plus efficace pour l'hypertrophie musculaire et les gains en force »*. Cela est corroboré par les recherches de Paddon-Jones et coll. (2001), qui ont découvert que suite à un programme d'entraînement en eccentrique rapide, le nombre de fibres musculaires de type I diminue (de 53,8 % à 39,1 %) alors que le pourcentage des fibres de type IIb à augmenté (de 5,8% à 12,9%). Cela contraste avec le groupe faisant des eccentriques lents, qui n'a pas démontré de changements significatifs au niveau du type de fibres musculaires ou du torque musculaire.

2. Une transition rapide entre la phase eccentrique et concentrique. Le meilleur exemple de transition rapide entre les deux phases se produit lors d'un *box squat*. Lorsque vous prenez contact avec la boîte, vous stoppez instantanément la phase eccentrique du mouvement, convertissant l'énergie cinétique en énergie élastique et en action réflexive.

Il n'est pas absolument nécessaire d'utiliser le *box squat*. Vous pouvez simplement rabaisser la barre rapidement et la stopper rapidement avant de la soulever de façon explosive.

Utiliser des élastiques *Jumpstretch* fixés à la barre peut également avoir un impact très positif puisque les bandes élastiques vont forcer la barre vers le bas, la rabaissant plus rapidement que si seule la gravité était à l'œuvre. Il s'agit là d'un bénéfice dont vous n'auriez pas pu profiter en utilisant des chaînes puisque ces dernières n'agissent que comme une charge additionnelle, alors que les bandes élastiques augmentent l'énergie cinétique.

Méthodes des contrastes

Une méthode d'entraînement très efficace consiste à varier la charge externe soit pendant un entraînement, pendant un exercice, ou même pendant une répétition. Cela procure plusieurs bénéfices, incluant un développement plus complet des capacités motrices et de la force en général. L'effet d'entraînement sur le système nerveux ainsi que sur les structures musculaires peut être très grand.

Examinons les différents types d'entraînement en contraste. Il existe trois principales méthodes de contraste :

1. <u>Variation de la vitesse d'exécution/surcharge pendant un entraînement</u>. Chaque exercice entraîne les mêmes groupes musculaires, mais exerce principalement un type de force bien précis (par exemple, un exercice de force limite, un exercice de force-vitesse, un exercice de vitesse-force, un exercice de force réactive). Cela est connu sous le nom de *complex training* (ou « exercice en complexe ») dans la littérature des pays de l'Est.

2. <u>Variation de la vitesse d'exécution/surcharge pendant une série</u>. Chaque répétition d'une série exerce un type de force spécifique (ex. : 1re répétition à 90 % de l'effort maximal; 2e répétition avec 50 % de l'effort dynamique; 3e répétition avec 90 %; 4e répétition avec 50 %, etc.). Cette méthode s'appelle *insider contrast method* ou IC.

3. <u>Variation de la vitesse d'exécution/surcharge pendant une répétition</u>. Cela requiert l'utilisation d'élastiques, de chaînes ou de *weight releasers* fixés à la barre. L'un de ces gadgets est fixé à la barre afin que la surcharge soit plus grande pour la portion supérieure de la phase eccentrique mais moindre pour la portion la plus basse de la phase eccentrique. Ceci est appelé *accommodating resistance method*.

Entraînement en complexe

Il existe trois formes principales de l'entraînement en complexe:

1. Entraînement en complexe russe
2. Entraînement en complexe bulgare
3. Entraînement ascendant descendant canadien

Bien que chaque méthode soit légèrement différente, elles sont toutes basées sur le même principe d'alternance d'exercice de changement de charges et de vitesse d'exécution au cours du même entraînement.

Entraînement en complexe russe

Un complexe russe implique une alternance continuelle entre les exercices lourds et légers au cours de la même séance, ou plus spécifiquement, une alternance entre un exercice à vitesse lente et un exercice à vitesse rapide. Dans la plupart des cas, un complexe est composé de deux exercices. Par exemple :

Complexe russe pour les membres inférieurs

Exercice 1. Accroupissements
3-5 répétitions avec 85-95 % du 1RM
Repos 3-4 minutes

Exercice 2. Accroupissements sautés
10 répétitions avec 15-20 % du 1 RM de l'accroupissement
Repos 3-4 minutes

Ce complexe serait répété de 2 à 5 fois pendant un entraînement. Une variante de cette forme d'entraînement serait un complexe russe en supersérie. Ironiquement, ce type d'entraînement n'était pas utilisé dans l'ancienne Union Soviétique, mais il s'agit plutôt d'une adaptation du complexe russe par les scientifiques du sport de l'Ouest. La technique de base demeure identique, sauf qu'il n'y a pas de repos entre les exercices d'un complexe. Par exemple :

1. Complexe russe en supersérie pour les membres inférieurs (accent sur la force-vitesse)

Exercice 1. Accroupissements
3-5 répétitions avec 85-95 % du 1RM
Aucun repos

Exercice 2. Accroupissements sautés
10 répétitions avec 15-20 % du 1 RM de l'accroupissement
Repos 3-4 minutes

Ce complexe serait répété de 2 à 5 fois pendant un entraînement.

2. Complexe russe en supersérie pour les membres inférieurs (accent sur la force-vitesse)

Exercice 1. Accroupissements sautés
10 répétitions avec 15-20% du 1 RM de l'accroupissement
Aucun repos

Exercice 2. Accroupissements
3-5 répétitions avec 85-95 % du 1RM
Repos 3-4 minutes

Ce complexe serait répété de 2 à 5 fois pendant un entraînement.

Je ne suis pas un grand fanatique de la version en supersérie puisqu'elle empêche l'athlète de produire un effort de haute qualité pour les deux exercices. Je crois qu'elle est devenue populaire principalement parce que c'est une bonne manière d'économiser du temps et, puisqu'elle est plus exigeante, les athlètes croient travailler plus fort.

Entraînement en complexe bulgare

Le complexe bulgare est à la base une version allongée de l'entraînement en complexe russe. Au lieu de faire un complexe de deux exercices, vous faites un complexe de 4-5 exercices, passant du plus lourd au plus léger. Par exemple :

<u>**Complexe bulgare pour les membres inférieurs**</u>

<u>Exercice 1. Accroupissements</u>
3-5 répétitions avec 85-95 % du 1RM
Repos 3-4 minutes

<u>Exercice 2. Arraché ou épaulé</u>
2-3 répétitions avec une charge de 85-95 % du 1RM
Repos 3-4 minutes

<u>Exercice 3. Accroupissements sautés</u>
10 répétitions avec une charge de 15-20 % du 1RM au *squat*
Repos 3-4 minutes

<u>Exercice 4. *Depth jumps*</u>
10 répétitions à partir de 0.5m
Repos 3-4 minutes

<u>Exercice 5. Sauts verticaux</u>
Autant de sauts que possible en 15 secondes
Repos 3-4 minutes

Compte tenu du grand nombre d'exercices, seulement 1-3 complexes seraient complétés pendant un entraînement.

Entraînement ascendant descendant canadien

Il s'agit ni plus ni moins d'une version de l'entraînement en complexe bulgare. Il inclut également 4-5 exercices à surcharge variable. La différence avec l'entraînement en complexe bulgare est que vous devez faire deux entraînements pour chaque groupe musculaire ou groupe de mouvements (soit une division bas/haut du corps ou encore une division tire/pousse pour le bas du corps). Le premier entraînement est un entraînement ascendant (commençant avec l'exercice le plus rapide, mais le plus léger) et le second entraînement est un entraînement descendant (commençant avec l'exercice le plus lent, mais le plus lourd). À la base, le premier entraînement est un complexe bulgare inversé alors que le second entraînement est un complexe bulgare régulier.

Il existe une autre petite variante du complexe bulgare. Lors d'un complexe bulgare, vous faites une série de chaque exercice du complexe pour ensuite commencer un nouveau complexe (surcharge verticale). Cependant, dans la méthode ascendante descendante canadienne, vous faites toutes les séries d'un exercice avant de passer au prochain exercice du complexe (surcharge horizontale).

Je considère ce système comme étant le meilleur de toutes les méthodes d'entraînement en complexe puisqu'il permet de donner un effort égal à chaque type de force dans la palette de forces, alors que le complexe Bulgare utilise des exercices en vitesse-force et force réactive dans un état de fatigue. Voici à quoi ressemble une organisation type des exercices :

Entraînement ascendant	
Premier exercice	Exercice en choc/force réactive
Deuxième exercice	Exercice balistique
Troisième exercice	Exercice en force-vitesse
Quatrième exercice	Exercice en force à vitesse lente

Entraînement descendant	
Premier exercice	Exercice en force à vitesse lente
Deuxième exercice	Exercice en force-vitesse
Troisième exercice	Exercice balistique
Quatrième exercice	Exercice en choc/force réactive

Insider contrast method

Cette méthode découle du travail de Gilles Cometti, un scientifique sportif français. Maintenant, n'allez pas gueuler sur tous les toits qu'il n'y à pas de Français qui soient forts! Je dois dire que la méthode a été démontrée comme étant efficace avec plusieurs athlètes, et elle sera très efficace pour vous également!

Cette méthode est une adaptation de la méthode connue sous le nom d'entraînement en contraste, qui fait référence à l'alternance entre une série lente et rapide. Cette méthode se nomme « insider contrast » simplement parce que vous n'alternez pas entre des séries lentes et rapides, mais entre des répétitions lentes et rapides. Continuez à lire, ce n'est pas aussi fou qu'il y paraît!

Un peu de logique

Nous savons que l'entraînement rapide et lent peut avoir un effet d'entraînement radicalement différent et nous savons également que des charges lourdes et légères produiront une adaptation différente. L'entraînement rapide implique davantage le système neuromoteur que l'entraînement lent et les charges lourdes développent la force davantage que les charges légères. Selon l'ancienne école de pensée, un athlète/culturiste alternait entre les différents types d'entraînement pour développer sa puissance, sa masse et sa force. Eh bien! en combinant les répétitions explosives avec des répétitions lourdes et lentes ainsi que légères et lentes, vous pouvez obtenir tout ça en même temps!

De plus, nous savons également que les exercices rapides et lents peuvent mener au développement de différents muscles. Un article par le Dr. Tim Ziegenfuss (*Short Topics no.2*, T-mag #228) démontre comment un *curl* rapide augmente doublement l'activation du brachial vs l'activation du biceps alors qu'une répétition lente aura l'effet inverse.

Le *Big Kahuna* de *l'Insider Contrast Training*

C'est ma variante préférée de la méthode *insider contrast* parce qu'elle peut développer la puissance, la force et la masse tout à la fois. Vous faites deux répétitions avec 85-90 % de votre maximum, trois répétitions explosives à 60 %, et des répétitions lentes jusqu'à l'échec avec ce même 60 %.

Un exemple :

Développé couché (max 400lbs)

Répétition 1 : 360lbs, effort maximal
Répétition 2 : 360lbs, effort maximal

Déchargez la barre rapidement à 240lbs (ou demandez à un partenaire de le faire)

Répétition 3 : 240lbs, effort dynamique
Répétition 4 : 240lbs, effort dynamique
Répétition 5 : 240lbs, effort dynamique

Répétitions 6 à échec : 240lbs, répétitions à vitesse lente (313)

Cette méthode est très efficace pour les individus qui désirent gagner en masse, force et puissance à la fois. Avec cette méthode, 3-5 séries par exercice devraient être utilisées.

La variante longue et douloureuse

Cette variante de la méthode de l'*insider contrast* est un parfait exemple de masochisme! C'est une méthode-choc géniale pour stimuler votre corps à briser un plateau, mais elle ne devrait être utilisée que rarement puisqu'elle est très exigeante pour le corps.

La progression va comme suit : 2 répétitions à 85-90 %, 3 répétitions explosives à 60 %, répétitions lentes jusqu'à l'échec avec 60 %, 3 répétitions explosives avec 30 %, répétitions lentes jusqu'à l'échec avec 30 %, contraction isométrique (au point faible) avec 30 %.

Un exemple pourrait ressembler à ceci :

Développé couché (max 400lbs)

Répétition 1 : 360lbs, effort maximal
Répétition 2 : 360lbs, effort maximal

Déchargez la barre rapidement à 240lbs (ou demandez à un partenaire de le faire)

Répétition 3 : 240lbs, effort dynamique
Répétition 4 : 240lbs, effort dynamique
Répétition 5 : 240lbs, effort dynamique

Répétition 6-12 : 240lbs, répétitions à vitesse lente (313) jusqu'à l'échec

Déchargez la barre rapidement à 120lbs (ou demandez à un partenaire de le faire)

Répétition 13 : 120lbs, effort dynamique
Répétition 14 : 120lbs, effort dynamique
Répétition 15 : 120lbs, effort dynamique

Reps 16-20 : 120lbs, répétitions à vitesse lente (313) jusqu'à l'échec

Rep 21 : 120lbs, contraction statique à votre angle le plus faible

(Évidemment, le nombre de répétitions peut changer selon la répétition où vous parvenez à l'échec.).

Cette méthode est très intense et ne devrait être utilisée qu'avec précautions. Seules 1-2 séries sont faites par exercice. L'avantage de cette méthode comparativement à la variante régulière est qu'elle aidera à développer davantage de masse musculaire, plus de force-endurance et de puissance-endurance.

Insider contrast training pour paresseux

Cette variante est moins brutale, mais peut tout de même procurer un stimulus de croissance très puissant. Je recommande cette méthode comme une introduction à l'*insider contrast training* puisqu'elle est plus facile à faire au début. Vous pourrez bien progresser en force, volume et puissance avec cette méthode.

Une série typique ressemble à ceci : 2 répétitions à 80 %, 2 répétitions explosives à 50 %, 2 répétitions à 80 % et 2 répétitions explosives à 50 %.

Une série pourrait ressembler à ceci :

Développé couché (max 400lbs)

Répétition 1 : 320lbs, vitesse modérée (301)
Répétition 2 : 320lbs, vitesse modérée (301)

Déchargez la barre rapidement à 200lbs (ou demandez à un partenaire de le faire)

Répétition 3 : 200lbs, effort dynamique
Répétition 4 : 200lbs, effort dynamique

Chargez la barre rapidement à 320lbs (ou demandez à un partenaire de le faire)

Répétition 5 : 320lbs, vitesse modérée (301)
Répétition 6 : 320lbs, vitesse modérée (301)

Déchargez la barre rapidement à 200lbs (ou demandez à un partenaire de le faire)

Répétition 7 : 200lbs, effort dynamique
Répétition 8 : 200lbs, effort dynamique

Cette forme d'*insider contrast* peut facilement être utilisée pour 3-5 séries. C'est une introduction géniale à l'*insider contrast* et peut rendre les entraînements très plaisants. Pour les gens simplement intéressés à gagner un peu plus de force, de volume et de puissance, c'est nettement le meilleur choix.

Puis-je périodiser l'approche?

Oui! Un excellent cycle d'entraînement pourrait ressembler à ceci :

Semaine 1 : *Insider contrast training* pour paresseux (difficulté modérée) pour 4 séries de 4 exercices par entraînement.

Semaine 2 : Le *Big Kahuna* de l'*insider contrast training* (difficulté élevée) pour 3 séries de 4 exercices par entraînement.

Semaine 3 : La variante longue et douloureuse (difficulté très élevée) pour 2 séries de 3 exercices par entraînement.

Semaine 4 : Entraînement régulier/pas d'*insider contrast* (difficulté faible) pour 2 séries de 10 répétitions pour 4 exercices par entraînement.

Ceci est une approche typique de charge/décharge qui a fait ses preuves. Elle aide également à ajouter de la variété et procure beaucoup de douleur!

Accommodating resistance method

Il est du domaine connu dans la littérature que la quantité de force qu'un individu peut exercer est très propre à la position dans l'amplitude de mouvement. Cela signifie que vous êtes plus fort dans certains points dans l'amplitude de mouvement que d'autres. Pour la plupart des exercices, cela est vers la fin de la répétition. Par exemple, vous êtes plus fort au quart de *squat* qu'au demi-*squat*; et vous êtes plus fort au demi-*squat* qu'au *squat* complet.

De cela découlent deux problèmes :

1. Si vous utilisez des exercices à pleine amplitude (comme vous devriez le faire la plupart du temps), vous êtes quelque peu limité quant à la charge que vous utiliserez à cause de l'angle le plus faible dans l'amplitude de mouvement. À cause de cela, le point le plus fort de l'amplitude de mouvement ne sera pas pleinement stimulé. Par exemple, si vous faites un *squat* complet, vous ne pourrez pas utiliser autant de poids que lors d'un quart de *squat*. Supposons que vous pouvez utiliser 600lbs au quart de *squat,* mais que vous ne pouvez utiliser que 350lbs pour un squat complet. Si vous faites une série de squat complet avec 325lbs vous ne surchargez pas la portion la plus forte du mouvement. En fait, il manque 250-275lbs! Vos gains en force sont ainsi limités dans la portion la plus forte de l'amplitude de mouvement.

2. Une solution consiste à accélérer la charge autant que possible. La force égale la masse multipliée par l'accélération, donc pendant la dernière portion du mouvement (qui est votre point fort), vous pourrez accélérer davantage (puisque la masse relative est moindre), produisant ainsi autant de force que vous le feriez avec une charge plus lourde. Le problème découlant de cela est que vous devrez décélérer la barre pour éviter les blessures aux articulations. En pratique, cela mène à une phase de décélération pouvant durer jusqu'au tiers de l'amplitude totale du mouvement! Donc, bien qu'en théorie, soulever une charge aussi rapidement que possible vous permet de surcharger la totalité de l'amplitude de mouvement, en réalité vous passez autant de temps à décélérer la barre (charge insuffisante) que vous ne passez à l'accélérer (surcharge)!

Pour surcharger la totalité de l'amplitude de mouvement, nous avons besoin d'une solution qui nous permettrait de varier la résistance afin que la charge à soulever soit plus lourde vers la fin de l'amplitude de mouvement, tout en permettant une façon naturelle de décélération, sans diminuer la production de force.

C'est en ayant ces paramètres à l'esprit que la méthode appelée *accommodating resistance* (traduction libre : résistance adaptable) naquit. Cette méthode fut d'abord introduite dans la communauté athlétique par l'entraîneur/génie en dynamophilie, Louie Simmons. La première méthode de résistance variable qu'il utilisa fut d'utiliser des chaînes. Il attachait 5 pieds de chaînes à la barre afin que, lorsque l'athlète rabaissait la barre (phase eccentrique), les chaînes reposaient sur le plancher de façon graduelle, déchargeant la barre. Alors que l'athlète soulève la barre (phase concentrique), les chaînes seraient graduellement soulevées du sol, rechargeant ainsi la barre. De cette façon, un athlète pourrait augmenter la charge à la fin du mouvement (lors de la portion la plus forte de l'amplitude) et la réduire à la position la plus faible.

Cette méthode était un pas de géant dans la bonne direction. Nous avions finalement une façon de surcharger toute l'amplitude de mouvement.

Cependant, le problème de la décélération demeurait. Vous voyez, même si les chaînes surchargeaient la totalité de l'amplitude de mouvement, il s'agit tout de même de poids « mort ». À cause de cela, vous deviez toujours décélérer la barre volontairement à la fin du mouvement et stopper la barre. Bien sûr, puisque les chaînes placent une surcharge significative pendant tout le mouvement, ce n'est pas un énorme problème. Mais la méthode n'est tout de même pas parfaite.

C'est là que les élastiques entrent en scène! Les bandes *Jumpstretch* pour être exact. Ces gros élastiques (fournissant jusqu'à 150lbs de tension chacun) sont fixés à la barre et à un objet lourd ou fixe, au sol. Ils agissent de façon très similaire aux chaînes, en ce sens qu'elles sont en pleine extension en fin de mouvement, surchargeant ainsi la barre. En rabaissant la barre, les élastiques deviennent moins tendus, réduisant la tension qu'ils procurent. Le bénéfice supplémentaire des élastiques comparativement aux chaînes est qu'ils tentent en fait de « lancer » la barre vers le bas. Cela s'appelle entraînement en *hypergravité*, ce qui signifie que la décélération fournie par les élastiques sera plus importante que celle fournie par la gravité uniquement. Cela signifie que l'élastique décélèrera la charge en fin de mouvement. À cause de cela, vous pouvez toujours produire une force maximale et tenter de soulever la barre aussi rapidement que possible sans craindre de choc aux articulations.

Pour les athlètes, ces élastiques fournissent trois bénéfices *très importants* :

1. Ils permettent de surcharger la dernière partie de l'amplitude de mouvement. C'est cette portion du mouvement qui est la plus souvent mise à contribution en sport. Ainsi, vous mettez l'accent sur les angles requis pour une performance sportive optimale tout en bénéficiant d'une amplitude complète dans vos exercices.

2. Ils permettent de maximiser l'accélération en réduisant la phase de décélération. À long terme, ceci peut avoir un effet prononcé sur votre patron moteur, permettant d'être plus rapide et plus puissant dans vos gestes sportifs.

3. Ils réduisent grandement les risques de blessures aux articulations. Cela est possible tout d'abord parce que les élastiques décélèrent la charge, et ensuite parce qu'ils placent un grand stress eccentrique (compte tenu du facteur d'hypergravité) sur les structures corporelles, ce qui à été démontré comme efficace pour traiter les tendinites.

La méthode de résistance « adaptable » est ainsi connue comme une méthode de contraste parce que la charge varie pendant l'exécution du mouvement.

Variantes des méthodes présentées

Selon l'information précédente, nous pouvons maintenant établir une liste de méthodes d'entraînement variées :

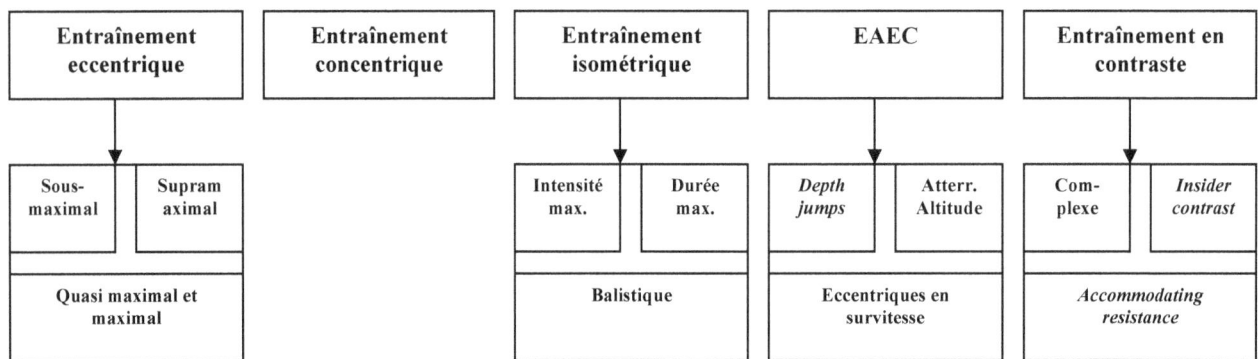

Entraînement eccentrique	Entraînement concentrique	Entraînement isométrique	EAEC	Entraînement en contraste
Sous-maximal / Supramaximal		Intensité max. / Durée max.	*Depth jumps* / Atterr. Altitude	Com-plexe / *Insider contrast*
Quasi maximal et maximal		Balistique	Eccentriques en survitesse	*Accommodating resistance*

Lorsqu'il est question d'entraînement en action concentrique, la charge et la vitesse de contraction peuvent influencer le choix de la méthode à utiliser. Afin de simplifier les choses, et aussi parce qu'il s'agit du modèle d'entraînement en force le plus largement accepté, nous utiliserons les trois méthodes de base d'entraînement en force concentrique telles qu'établies par Zatsiorsky. Voici les trois méthodes d'entraînement qui assurent le maximum de stimulation au maximum d'unités motrices :

1. Méthode d'effort maximal : Fait référence à l'entraînement avec charge maximale ou quasi maximale (90-100%+) pour un nombre limité de répétitions (1-5).

2. Méthode d'effort dynamique : Fait référence à l'entraînement avec charge sous maximale exécuté avec la plus haute vélocité possible. La série devrait se terminer lorsque la vitesse de la barre ne peut être maintenue. En général, des charges de 10-30 % (accroupissements sautés (*jump squats*), développé couché balistique), 40-60 % (développé couché, accroupissements et autres mouvements de force de base) ou 70-

85 % (variantes de mouvements d'haltérophilie olympique) devraient être utilisées pour un faible nombre de répétition (1-5) et un grand nombre de séries (5-12).

3. <u>Méthode des répétitions</u> : Fait référence à l'entraînement avec une charge sous maximale manipulée avec contrôle jusqu'à ce qu'il ne soit plus possible de soulever la charge avec une bonne technique (échec). Des charges modérées sont utilisées (40-80 %) pour un nombre relativement élevé de répétition (10-30+) et un faible nombre de séries (2-4).

Ainsi, notre diagramme des méthodes d'entraînement devient :

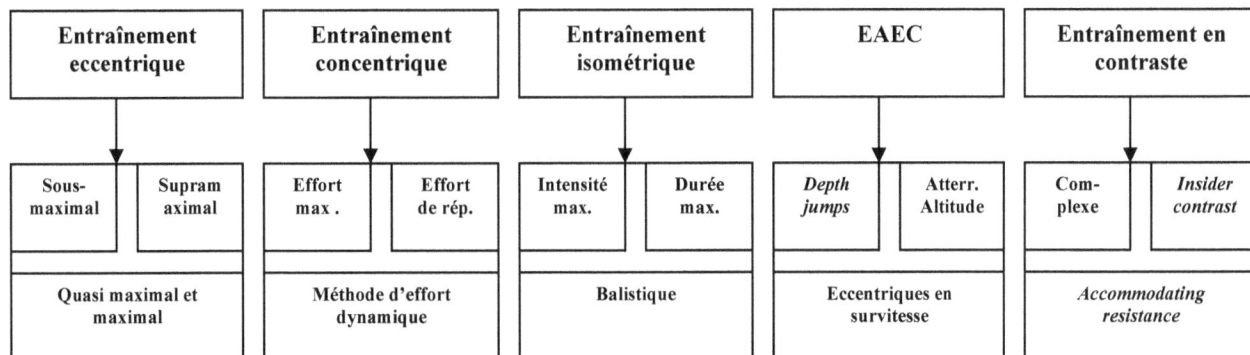

Entraînement eccentrique		Entraînement concentrique		Entraînement isométrique		EAEC		Entraînement en contraste	
Sous-maximal	Supramaximal	Effort max.	Effort de rép.	Intensité max.	Durée max.	*Depth jumps*	Atterr. Altitude	Com-plexe	*Insider contrast*
Quasi maximal et maximal		Méthode d'effort dynamique		Balistique		Eccentriques en survitesse		*Accommodating resistance*	

Ensuite, vous avez toujours la possibilité de combiner deux méthodes d'entraînement ou plus en un seul exercice. Les possibilités peuvent être nombreuses, c'est le moins qu'on puisse dire!

Conclusion

Cette partie du livre est la plus complexe jusqu'à maintenant. Elle constitue la fondation scientifique et théorique sur laquelle le processus d'entraînement est bâti. Le message à retenir est qu'il existe plusieurs manières différentes de faire un même exercice. Gardez toujours à l'esprit que <u>la façon</u> dont vous le faites est plus important que l'exercice lui-même.

Maintenant, le hic est de comprendre comment appliquer ces techniques aux mouvements d'entraînement de base et comment élaborer un plan d'entraînement complet. Les parties suivantes du livre s'y attarderont, mais assurez-vous d'avoir bien compris l'information que vous venez de lire. Il est important que vous saisissiez bien les concepts précédents avant de passer à la section suivante.

Partie 2
Applications spécifiques des méthodes

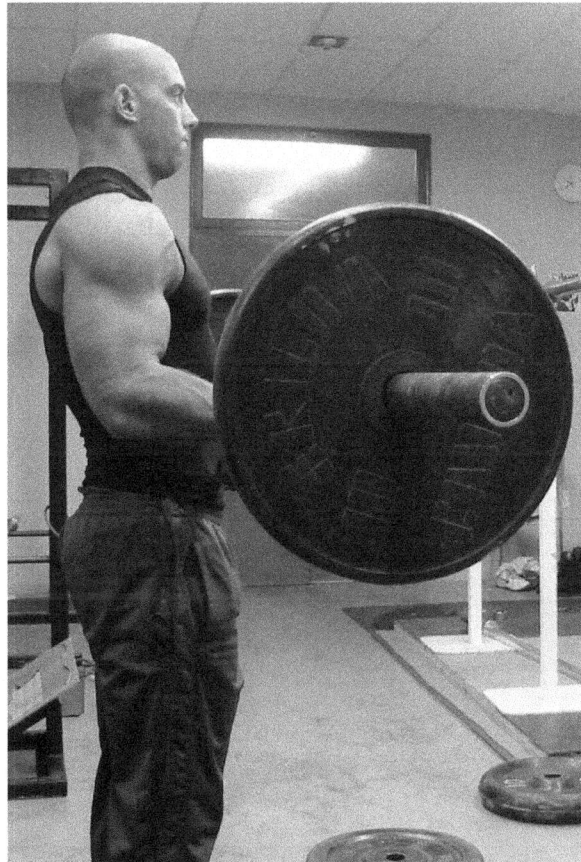

Comment appliquer les différentes méthodes d'entraînement aux exercices de musculation

Méthodes d'entraînement en eccentrique

Il existe plusieurs méthodes eccentriques différentes. Mais d'abord, comprenez que par méthodes d'entraînement en eccentrique, je parle de celles qui mettent l'accent sur la portion eccentrique d'un exercice, pas nécessairement des exercices au cours desquels seule la portion eccentrique est exécutée.

Il existe trois principaux types d'entraînement en eccentrique, chacun avec ses propres sous-catégories et applications. Ces trois types d'entraînements sont :

1. Entraînement eccentrique sous-maximal
2. Entraînement eccentrique quasi-maximal et maximal
3. Entraînement eccentrique supramaximal

Le graphique suivant peut vous aider à comprendre les différents types de méthodes d'action eccentrique :

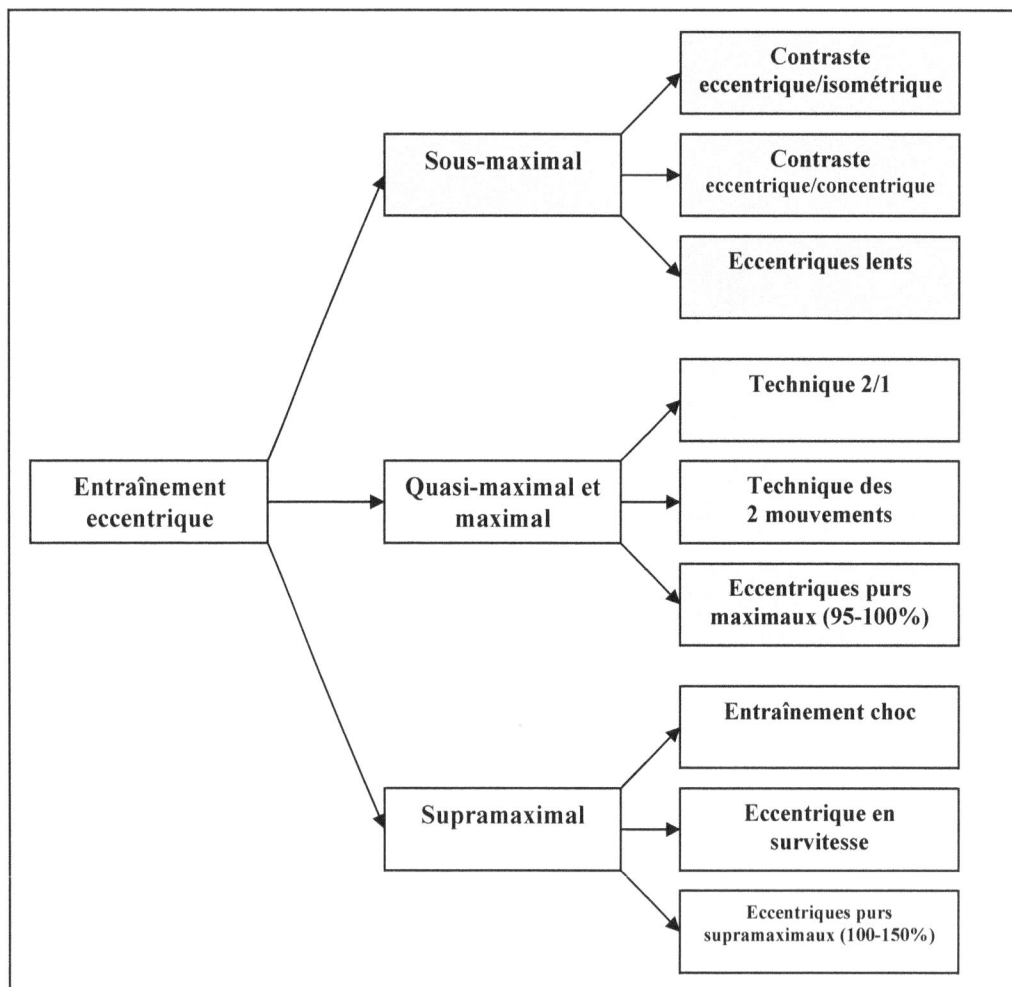

```
                                              ┌──────────────────────────┐
                                              │       Contraste          │
                                          ┌──▶│ eccentrique/isométrique  │
                                          │   └──────────────────────────┘
                         ┌─────────────┐  │   ┌──────────────────────────┐
                         │             │  │   │       Contraste          │
                     ┌──▶│ Sous-maximal│──┼──▶│ eccentrique/concentrique │
                     │   │             │  │   └──────────────────────────┘
                     │   └─────────────┘  │   ┌──────────────────────────┐
                     │                    └──▶│    Eccentriques lents     │
                     │                        └──────────────────────────┘
                     │
                     │                        ┌──────────────────────────┐
                     │                    ┌──▶│      Technique 2/1        │
                     │                    │   └──────────────────────────┘
   ┌──────────────┐  │   ┌─────────────┐  │   ┌──────────────────────────┐
   │ Entraînement │  │   │Quasi-maximal│  │   │     Technique des        │
   │ eccentrique  │──┼──▶│  et maximal │──┼──▶│     2 mouvements         │
   └──────────────┘  │   └─────────────┘  │   └──────────────────────────┘
                     │                    │   ┌──────────────────────────┐
                     │                    └──▶│   Eccentriques purs       │
                     │                        │  maximaux (95-100%)       │
                     │                        └──────────────────────────┘
                     │
                     │                        ┌──────────────────────────┐
                     │                    ┌──▶│    Entraînement choc      │
                     │                    │   └──────────────────────────┘
                     │   ┌─────────────┐  │   ┌──────────────────────────┐
                     │   │             │  │   │     Eccentrique en       │
                     └──▶│ Supramaximal│──┼──▶│       survitesse         │
                         │             │  │   └──────────────────────────┘
                         └─────────────┘  │   ┌──────────────────────────┐
                                          └──▶│   Eccentriques purs       │
                                              │ supramaximaux (100-150%)  │
                                              └──────────────────────────┘
```

Entraînement eccentrique sous-maximal

Avec l'entraînement en eccentrique sous-maximal, vous utilisez une charge qui est moindre que votre force concentrique (ou isométrique) maximale. Puisque votre force eccentrique maximale est significativement supérieure, l'intensité du travail sera inévitablement sous-maximale. Afin de créer un effet d'entraînement significatif, il faut utiliser certaines techniques d'entraînement qui créeront un stimulus important, malgré la faible intensité relative. Je vais présenter trois de ces techniques (bien qu'il existe de nombreuses autres possibilités) : **contraste eccentrique/isométrique, contraste eccentrique/concentrique, et eccentriques lents.**

Contraste eccentrique/isométrique

- Version 1
Dans ce type d'exercice, vous rabaissez une charge équivalente à 60-80 % de votre force concentrique maximale en ajoutant plusieurs pauses isométriques (statiques) pendant la portion eccentrique ; plus l'amplitude de mouvement est grande, plus vous devrez faire de pauses. Chacune de ces pauses devrait durer de 3 à 6 secondes. Une fois que la barre a été rabaissée complètement (une fois que la portion eccentrique est complétée) vous soulevez la barre ou demandez à un partenaire de le faire pour vous.

Pour les gros exercices qui ont une grande amplitude de mouvement (accroupissements, soulevés de terre, etc.) vous devriez faire 3-4 pauses, pour les exercices à amplitude de mouvement moyenne (développé couché, tirage vertical buste penché, levé militaire, etc.) vous devriez faire 2-3 pauses, et pour les exercices de faible amplitude, vous devriez faire 2 pauses.

Voici les caractéristiques et paramètres pour cette méthode :

Effort perçu/difficulté : *Très élevé*
Effet sur les éléments structuraux (hypertrophie) : *Très élevé*
Effet sur les éléments fonctionnels (force, puissance) : *Faible*
Charge : *60-80 % de l'effort concentrique maximal*
Nombre de répétitions par série : *3-6*
Nombre de séries par exercice : *3-6*
Nombre d'exercices par groupe musculaire : *1-3*
Repos entre les séries : *90-120 secondes*

- Version 2
Pour cette seconde version, vous utiliserez une charge équivalente à 70-90 % de votre maximum concentrique d'un exercice. Rabaissez la barre légèrement (habituellement jusqu'à votre point le plus fort de l'amplitude de mouvement) et maintenez-la à cet endroit pour aussi longtemps que vous le pouvez (effort isométrique de durée maximale). Lorsque vous ne pouvez pas maintenir la barre de façon statique, vous la rabaissez aussi lentement que possible jusqu'à ce que vous atteigniez la pleine amplitude de mouvement. Demandez ensuite à un partenaire de vous assister pour soulever la barre.

Voici les caractéristiques et paramètres pour cette méthode :

Effort perçu/difficulté : *Très élevé*
Effet sur les éléments structuraux (hypertrophie) : *Très élevé*
Effet sur les éléments fonctionnels (force, puissance) : *Modéré*
Charge : 70-90 *% de l'effort concentrique maximal*
Nombre de répétitions par série : 1
Nombre de séries par exercice : 5-7
Nombre d'exercices par groupe musculaire : *1-3*
Repos entre les séries : *90-120 secondes*

Contraste eccentrique/concentrique

Cette méthode est plutôt simple et similaire en plusieurs points à la méthode des eccentriques lents. Elle consiste à dissocier les portions eccentriques et concentriques d'un exercice. De cette façon, la méthode devient une méthode à la fois de concentriques et d'eccentriques purs (elle peut donc être incluse dans les deux catégories). Vous rabaissez la barre lentement, sous contrôle. Une fois que vous atteignez la fin de la portion eccentrique, vous faites une pause de 3-5 secondes. Ce n'est **pas** une pause isométrique; vous devez détendre vos muscles! Ensuite, vous faites la portion concentrique avec autant de vélocité que possible. Utilisez une charge relativement légère pour cet exercice (50-70 % de votre maximum concentrique) et rabaissez la charge en 5-10 secondes tout en la soulevant de façon explosive.

Voici les caractéristiques et paramètres pour cette méthode :

Effort perçu/difficulté : *Modéré*
Effet sur les éléments structuraux (hypertrophie) : *Modéré*
Effet sur les éléments fonctionnels (force, puissance) : *Faible (force) à modéré (puissance)*
Charge : *50-70 % de l'effort concentrique maximal*
Nombre de répétitions par série : *5-10*
Nombre de séries par exercice : *3-6*
Nombre d'exercices par groupe musculaire : *1-3*
Repos entre les séries : *60-90 secondes*

Eccentriques (super) lents

Cette méthode a déjà été présentée plus haut. En utilisant une charge de modérée à élevée (60-85% de votre maximum), exécutez une phase eccentrique super lente puis soulevez la barre de façon explosive.

Le tableau suivant vous donne les paramètres à utiliser selon la charge que vous aurez sélectionnée.

Charge	Durée de la portion eccentrique (négative)	Nombre de répétitions par série
60 %	14 secondes	3
65 %	12 secondes	3
70 %	10 secondes	2
75 %	8 secondes	2
80 %	6 secondes	1
85 %	4 secondes	1

Voici les caractéristiques et paramètres pour cette méthode :

Effort perçu/difficulté : *Modéré*
Effet sur les éléments structuraux (hypertrophie) : *Élevé*
Effet sur les éléments fonctionnels (force, puissance) : *Faible*
Charge : *60-85 % de l'effort concentrique maximal*
Nombre de répétitions par série : *1-3*
Nombre de séries par exercice : *3-6*
Nombre d'exercices par groupe musculaire : *1-3*
Repos entre les séries : *60-90 secondes*

Comme vous pouvez le constater, les méthodes en eccentrique sous-maximaux ont surtout un effet sur les éléments structuraux du système musculaire (hypertrophie musculaire, renforcement des tendons), mais beaucoup moins sur les capacités fonctionnelles (force). Ce détail est important à garder en tête puisqu'il deviendra capital quand vous lirez le chapitre sur la façon de planifier l'organisation des méthodes et d'intégrer chaque méthode dans un système plus complexe.

Entraînement eccentrique quasi-maximal et maximal

Cette méthode fait ni plus ni moins référence au fait d'abaisser, avec contrôle, une charge s'approchant du maximum concentrique. Puisqu'il est difficile (et quelque peu risqué) d'évaluer avec précision le niveau de force eccentrique, je suggère d'utiliser une charge qui soit entre 100-150% du maximum concentrique d'un mouvement donné.

J'ai inclus trois techniques de base dans la classe des méthodes eccentriques quasi-maximales et maximales :

1. **La technique 2/1 :** En utilisant une charge correspondant à 100-150 % de la force concentrique d'un exercice unilatéral, faites la portion eccentrique avec un seul membre (ex. : seulement avec le bras droit) et la portion concentrique avec les deux membres.

2. **La technique des 2 mouvements :** En utilisant une charge correspondant à 100-150 % de votre maximum concentrique de n'importe quel exercice d'isolation, faites la portion concentrique de la même façon que pour un exercice de base (tel qu'expliqué plus tôt dans ce texte).

3. **Eccentriques maximaux purs :** Dans cette variation, mieux connue sous le nom de « négatifs », vous ne faites que la portion eccentrique d'un exercice alors qu'un partenaire ramène la barre à la position de départ pour vous. Des *weight releasers* peuvent également être utilisé (afin d'alléger de façon très significative la charge soulevée pour la phase concentrique).

Dans tous les cas, l'objectif est de toujours abaisser une charge s'approchant de votre maximum. Les méthodes ne varient qu'en ce qui concerne la façon de soulever de nouveau la barre à son point de départ pour une autre répétition (ou pour terminer la série).

Voici les caractéristiques et paramètres pour cette méthode :

Effort perçu/difficulté : *Modéré*
Effet sur les éléments structuraux (hypertrophie) : *Élevé*
Effet sur les éléments fonctionnels (force, puissance) : *Très élevé (force)/ faible (puissance)*
Charge : *100-150 % de l'effort concentrique maximal*
Nombre de répétitions par série : *1-6*
Nombre de séries par exercice : *4-8*
Nombre d'exercices par groupe musculaire : *1-2*
Repos entre les séries : *120-180 secondes*

Ces méthodes auront un effet très prononcé à la fois sur la force et la masse musculaire. Cependant, pour que les techniques aient un impact significatif sur la croissance musculaire, le volume total de travail doit être suffisamment élevé. Si l'hypertrophie est votre objectif premier, vous devriez alors faire de 6 à 8 séries de 4 à 6 répétitions en utilisant 100-110 % de votre maximum concentrique. Si la force relative est votre objectif premier (force relative à votre poids corporel), alors un volume de travail moins élevé est préférable, de 4 à 6 séries de 1 à 3 répétitions avec 120-150 % de votre maximum concentrique.

Entraînement eccentrique supramaximal

L'objectif de cette forme d'entraînement est de mettre un stress mécanique et neural important sur le corps afin d'augmenter sa production de force et de stimuler des changements structuraux qualitatifs (par opposition à quantitatifs pour les méthodes d'hypertrophie).

Comprenez que par *supramaximal*, je fais référence au stress mécanique égal à, ou supérieur à, la force eccentrique maximum pendant un mouvement. Il existe deux façons pour ce faire :

1. En utilisant des méthodes d'entraînement en accumulation d'énergie cinétique (EAEC) pendant lesquelles la chute du corps ou de l'objet mène à une importante accumulation d'énergie cinétique. Cette accumulation d'énergie cinétique mène à une contraction musculaire réflexive et volontaire (action double) pendant laquelle la quantité de force produite est supérieure au maximum volontaire possible. Une production de force pouvant aller jusqu'à 200 % du maximum isométrique (donc 200-210% du maximum concentrique et 120-150% du maximum eccentrique) a été reportée pendant des *depth jumps* de haute intensité. L'entraînement-choc et les eccentriques en survitesse sont inclus dans cette catégorie.

2. En utilisant des charges qui sont supérieures au maximum eccentrique volontaire (nous parlons ici de charges qui sont environ 150-200% du maximum concentrique). La charge ne pouvant pas être abaissée sous contrôle (puisque supérieure au maximum eccentrique) **je conseille fortement d'éviter** ce type d'entraînement ; le risque potentiel est trop élevé, même pour des athlètes très bien entraînés.

Donc, les deux seules méthodes eccentriques supramaximales qui devraient être considérées sont **l'entraînement-choc** et **les eccentriques en survitesse.**

L'entraînement choc fait principalement référence aux *depth jumps*, mais il peut également inclure n'importe quel exercice impliquant d'attraper une charge externe immédiatement suivie d'une action concentrique explosive.

Une autre forme d'entraînement-choc, qui pourrait être appelé « **eccentriques/isométriques réactifs** », inclut des atterrissages en contrebas (*depth landing*) à partir de hauteurs et positions différentes. Le *depth landing* fait référence à une chute d'une certaine hauteur en position légèrement accroupie tout en absorbant le choc le plus rapidement possible pour ensuite maintenir la position pendant quelques secondes. Dans la plupart des cas, la position d'atterrissage devrait imiter une posture importante de la discipline sportive de l'athlète.

Le principal avantage de ces exercices-chocs est de développer la capacité à absorber une force externe, ce qui est une qualité souvent ignorée en sport. Avant de pouvoir déplacer une force externe (par exemple, un adversaire, votre propre corps qui touche le sol, etc.), vous devez pouvoir en absorber la force, stopper le mouvement, et renverser la vapeur.

Plus vous êtes efficace pour absorber une force, plus vous serez efficace pour renverser le mouvement et vaincre ainsi la source de résistance.

Voici les caractéristiques et paramètres pour cette méthode :

Effort perçu/difficulté : *Faible (bien que l'impact soit très élevé)*
Effet sur les éléments structuraux (hypertrophie) : *Faible à modéré*
Effet sur les éléments fonctionnels (force, puissance) : *Très*
Charge : *Supérieure au maximum eccentrique résultant d'une accumulation d'énergie cinétique*
Nombre de répétitions par série : *3-10*
Nombre de séries par exercice : *3-5 (ne dépassez pas 40 contacts avec le sol)*
Nombre d'exercices par groupe musculaire : *1-2*
Repos entre les séries : *120-180 secondes*

Méthodes d'entraînement concentrique

Les méthodes concentriques font référence aux techniques au cours desquelles l'accent est mis sur la portion concentrique du mouvement ; cela ne signifie pas qu'il n'y à pas d'action eccentrique ou isométrique. Prenez note que pour être efficace, une méthode concentrique doit maximiser la stimulation des unités motrices.

Lorsqu'il est question de méthodes d'entraînement en concentrique, nous pouvons utiliser le mode de classification élaboré par Zatsiorsky :

1. Méthode d'effort répété
2. Méthode d'effort maximal
3. Méthode d'effort dynamique

Ces méthodes peuvent être reclassifiées en différentes techniques. Le tableau suivant démontre certaines applications possibles de ces trois méthodes de base :

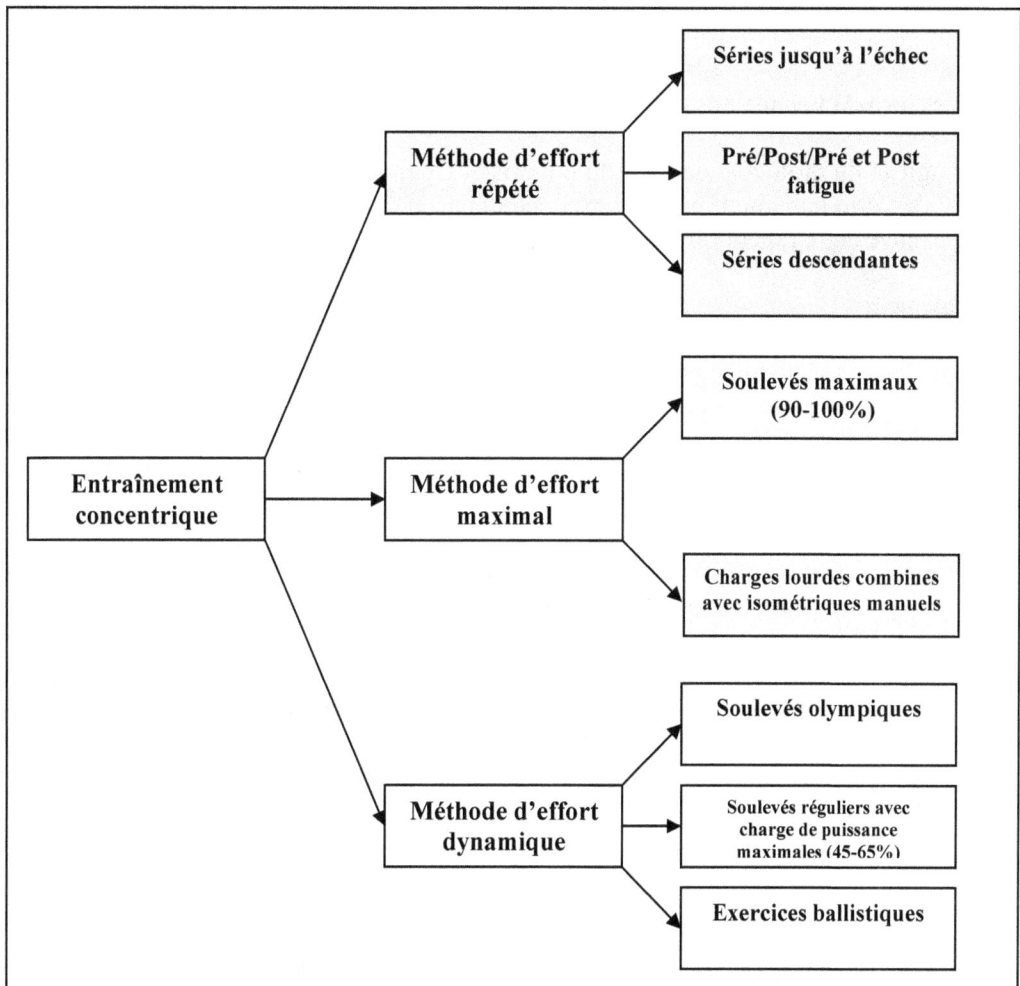

Méthode d'effort répété

Il s'agit ni plus ni moins des méthodes pour culturistes, qui impliquent de faire une grande quantité de travail au cours d'une série avec une charge modérée. L'objectif est de stimuler un maximum d'unités motrices au moyen de la fatigue cumulée. Puisque certaines unités motrices/fibres musculaires sont trop fatiguées pour soulever la charge, d'avantages de celles-ci sont mise à contribution. Lorsque vous faites une grande quantité de travail, d'avantage d'unités motrices sont mises à contribution compte tenu de la grande fatigue musculaire.

Ces méthodes sont donc très efficaces pour augmenter l'aspect quantitatif des adaptations à l'entraînement. Cependant, puisque le niveau de tension intra musculaire (proportionnel à la production de force) produite pendant la série est relativement faible, ces méthodes ne mènent pas à une amélioration maximale de la fonction du muscle travaillé.

Cependant, pour augmenter la masse musculaire, ces méthodes sont les plus efficaces.

Séries jusqu'à l'échec

Il s'agit là du protocole de base du culturiste. Choisissez une charge qui équivaut à 60-80% de votre maximum pour un exercice donné et faites des répétitions jusqu'à l'échec (où aucune autre répétition n'est possible).

Idéalement :

a) Un athlète novice devrait utiliser une charge lui permettant de faire **12-15 répétitions** et **2-4 séries** par exercice.

b) Un athlète intermédiaire devrait utiliser une charge lui permettant de faire **8-12 répétitions** et **3-5 séries** par exercice.

c) Un athlète avancé devrait utiliser une charge lui permettant de faire **6-8 répétitions** et **4-6 séries** par exercice.

La façon la plus efficace de faire ce type d'entraînement est de faire la portion eccentrique lentement (3-5 secondes) et la portion concentrique aussi rapidement que possible. Ceci maximisera la tension musculaire. L'intervalle de repos devrait être très court pour éviter la récupération musculaire complète, forçant ainsi le corps à mettre davantage de fibres musculaires à contribution à chaque série.

Voici les caractéristiques et paramètres pour cette méthode :

Effort perçu/difficulté: *Élevé*
Effet sur les éléments structuraux (hypertrophie) : *élevé à très élevé*
Effet sur les éléments fonctionnels (force, puissance) : *Faible à modéré*
Charge *60-80 % de l'effort concentrique maximal*
Nombre de répétitions par série : *6-15*
Nombre de séries par exercice : *2-6*
Nombre d'exercices par groupe musculaire : *2-4*
Repos entre les séries : *45-90 secondes*

Post-fatigue, pré-fatigue, post- et pré-fatigue

L'objectif de ces trois techniques est de fatiguer davantage certains groupes musculaires en utilisant un exercice d'isolation (pour le muscle ciblé) soit avant (pré), après (post) ou avant ET après (pré et post) un exercice multi-articulaire. La logique est la suivante : au cours d'un exercice de base (multi-articulaire), la charge est répartie sur plusieurs muscles à la fois, de sorte que chaque muscle n'est peut-être pas stimulé de façon maximale. En utilisant un exercice d'isolation en conjonction avec l'exercice de base, vous êtes assuré de fatiguer pleinement le groupe musculaire ciblé, ainsi de mettre à contribution et de stimuler un maximum d'unités motrices.

Post-fatigue

En termes simples, la méthode de post-fatigue consiste à ajouter un mouvement moins complexe après le mouvement principal afin de pleinement stimuler et fatiguer le groupe musculaire cible. Ces deux exercices sont faits consécutivement, sans pause.

La logique derrière cette méthode est qu'au cours d'un mouvement de base, les groupes musculaires plus faibles parviendront toujours à l'échec en premier, laissant ainsi les muscles principaux dans un état de sous-stimulation. Par exemple, au développé couché, les triceps et/ou deltoïdes risquent de parvenir à l'échec avant les pectoraux, qui sont plus forts, stimulant ainsi ces derniers de façon insuffisante.

En ajoutant un exercice d'isolation pour les pectoraux (par exemple, l'écarté couché) immédiatement après votre série de développé couché, vous pourrez fatiguer et stimuler pleinement les pectoraux. Plus vous stimulez un muscle, plus s'ensuivra de dégradation de protéine, plus la réponse anabolique sera importante.

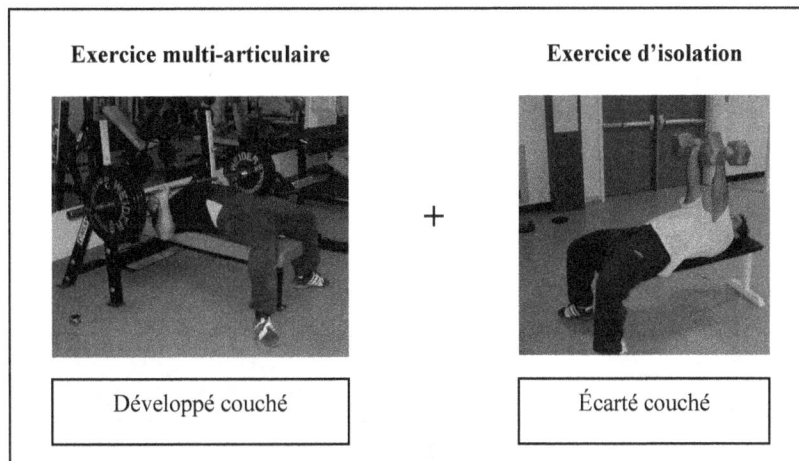

Exercice multi-articulaire   **Exercice d'isolation**

Développé couché   Écarté couché

Exemple de la méthode post-fatigue pour les pectoraux.

Voici les caractéristiques et paramètres pour cette méthode :

Effort perçu/difficulté : *Très élevé*
Effet sur les éléments structuraux (hypertrophie) : *Très élevé*
Effet sur les éléments fonctionnels (force, puissance) : *Modéré*
Charge *60-80 % de l'effort concentrique maximal (exercice de base)*

Nombre de répétitions par série : *6-15 (exercice de base) et 10-20 (exercice d'isolation)*
Nombre de séries par exercice : *2-6*
Nombre d'exercices par groupe musculaire : *1-3*
Repos entre les séries : *Aucun repos entre les exercices, 60-120 secondes entre les séries*

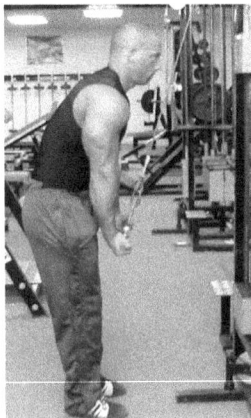

Pré-fatigue

L'objectif de cette méthode est quelque peu similaire à la méthode post-fatigue en ce sens que l'objectif est de fatiguer un groupe musculaire spécifique qui ne serait peut-être pas stimulé pleinement avec un exercice complexe. Tel que je l'ai mentionné, le muscle le plus fort impliqué dans un mouvement sera rarement pleinement stimulé parce que les muscles plus faibles parviendront à l'échec en premier. Cependant, si vous fatiguez ce muscle avant de faire l'exercice principal, alors vous pourrez le stimuler pleinement lorsque vous ferez ce dernier. Cette technique est très efficace pour stimuler l'hypertrophie d'un groupe musculaire précis (celui pour lequel vous faites l'exercice d'isolation). Cependant, elle n'est pas aussi efficace que la méthode post-fatigue pour développer l'hypertrophie générale puisqu'il est possible que vous ne puissiez pas utiliser autant de poids pour l'exercice principal à cause de la série de pré-fatigue. À cause de cette cette particularité, l'usage principal de cette méthode est *d'améliorer un groupe musculaire moins bien développé*. Si vos pectoraux sont sous-développés comparativement à vos épaules et vos bras, utilisez une série de pré-fatigue pour la poitrine. Si votre dos est moins développé comparativement à vos bras et épaules, utilisez une série de pré-fatigue pour le dos. Cela dit, il n'est même pas obligatoire d'utiliser une série de pré-fatigue pour le groupe musculaire le plus fort de l'exercice principal. Par exemple, si vos triceps sont proportionnellement plus faibles comparés à vos pectoraux, vous pouvez alors les pré-fatiguer avant de faire le développé couché.

Exercice d'isolation　　　　**Exercice multi-articulaire**

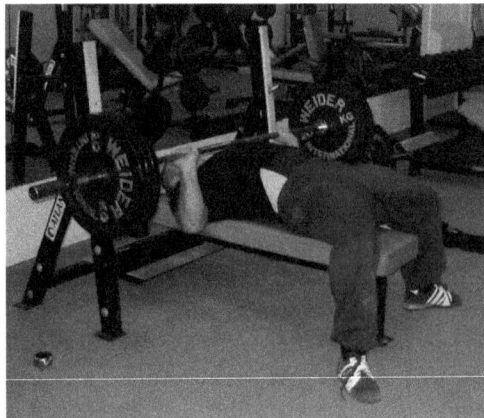

+

Extension des triceps prise renversée	Développé couché

Exemple de la méthode de pré-fatigue pour les triceps

Voici les caractéristiques et paramètres pour cette méthode :

Effort perçu/difficulté : *Très élevé*
Effet sur les éléments structuraux (hypertrophie) : *Très élevé*
Effet sur les éléments fonctionnels (force, puissance) : *Faible*
Charge *60-80 % de l'effort concentrique maximal (exercice de base)*
Nombre de répétitions par série : *6-15 (exercice de base) et 10-20 (exercice d'isolation)*
Nombre de séries par exercice : *2-6*
Nombre d'exercices par groupe musculaire : *1-3*
Repos entre les séries : *Aucun repos entre les exercices, 60-120 secondes entre les séries*

Pré- et post-fatigue

Ceci est très certainement la méthode d'hypertrophie la plus difficile de toutes, et sans doute la plus efficace. Elle combine simplement la méthode de pré-fatigue et la méthode de post-fatigue. Parmi toutes les méthodes qu'il est possible d'utiliser au *gym*, c'est celle qui déclenche la plus grande réponse d'hypertrophie possible. Puisqu'elle est si intense, elle ne devrait pas être utilisé plus de 2-3 semaines d'affilée.

Vous pouvez faire deux types d'entraînement en pré-/post-fatigue :

1. Cibler le même groupe musculaire pendant l'exercice de pré-fatigue et l'exercice de post-fatigue ; cela placera un stimulus d'hypertrophie très important sur le groupe musculaire ciblé.

2. Cibler un groupe musculaire pendant l'exercice de pré-fatigue et un autre pendant l'exercice de post-fatigue. Ceci permet de corriger deux faiblesses distinctes simultanément.

Exercice d'solation	Exercice multi-articulaire	Exercice d'isolation
Écarté couché (pectoraux)	Développé couché	*Pressdown*: triceps

Exemple de la méthode pré- et post-fatigue pour les triceps et la poitrine

Exercice d'isolation	Exercice multi-articulaire	Exercice d'isolation
Extension des triceps	*Bench press*	*Pressdown*

Exemple de la méthode pré- et post-fatigue pour les triceps.

Voici les caractéristiques et paramètres pour cette méthode :

Effort perçu/difficulté : *Extrêmement élevé*
Effet sur les éléments structuraux (hypertrophie) : *Extrêmement élevé*
Effet sur les éléments fonctionnels (force, puissance) : *Faible*
Charge *60-80 % de l'effort concentrique maximal (exercice de base)*
Nombre de répétitions par série : *6-15 (exercice de base) et 10-20 (exercice d'isolation)*
Nombre de séries par exercice : *2-3*
Nombre d'exercices par groupe musculaire : *1-2*
Repos entre les séries : *Aucun repos entre les exercices, 60-120 secondes entre les séries*

Séries descendantes

La méthode des séries descendantes, si poussée à l'extrême, peut être encore plus difficile que la méthode pré- et post-fatigue. La méthode des séries descendante est une extension de la méthode de post-fatigue au cours de laquelle vous utilisez le même exercice avec une charge moindre après la série principale. Cependant, dans la méthode des séries descendante, vous ajoutez 2 à 6 séries de post-fatigue additionnelles au même exercice en utilisant des charges graduellement régressives. Cette méthode est probablement la plus efficace pour stimuler pleinement un groupe musculaire, mais ne peut jamais être utilisée plus de 2-3 semaines consécutives.

Voici les caractéristiques et paramètres pour cette méthode :

Effort perçu/difficulté : *Extrêmement élevé*
Effet sur les éléments structuraux (hypertrophie) : *Extrêmement élevé*
Effet sur les éléments fonctionnels (force, puissance) : *Faible*
Charge : *Variable au cours de la série, débutez avec 70-90% de votre maximum*
Nombre de répétitions par série : *Très variable, dépend du nombre de séries descendantes exécutées.*
Nombre de séries par exercice : *2-3*
Nombre d'exercices par groupe musculaire : *1-2*
Repos entre les séries : *Aucun repos entre les « descentes », 60-120 secondes entre les séries*

Méthode d'effort maximal

La méthode d'effort maximal fait référence au fait de vaincre une résistance externe proche de, ou égale à, la capacité maximale pour un exercice donné. Elle est caractérisée par une énorme tension intramusculaire produisant un maximum de force.

En termes simples, l'effort maximal signifie se botter les fesses pour soulever une certaine charge. Je vous présente deux de ces méthodes (les deux plus efficaces), *soulevé maximal* et *soulevé lourd combiné à des isométriques manuels*.

Soulevé maximal

Voici la plus directe des méthodes d'effort maximal. Elle consiste à soulever une barre dont la charge équivaut à 90-100 % de votre maximum sur un exercice donné. Puisque le niveau d'intensité est maximal, le nombre de répétition par série est bas (1-3 répétitions par série).

Ce type d'entraînement n'a pas d'impact significatif sur la masse musculaire, sauf si un très grand nombre de séries est utilisé. Cependant, elle est très efficace pour augmenter la force, surtout par des processus neuraux (principalement la coordination intramusculaire) et des changements qualitatifs aux structures musculaires.

Voici les caractéristiques et paramètres pour cette méthode :

Effort perçu/difficulté : *Élevé*
Effet sur les éléments structuraux (hypertrophie) : *Faible à modéré*
Effet sur les éléments fonctionnels (force, puissance) : *Très élevé*
Charge *90-100 % de votre maximum concentrique*
Nombre de répétitions par série : *1-3*
Nombre de séries par exercice : *4-8*
Nombre d'exercices par groupe musculaire : *1-2*
Repos entre les séries : *150-180 secondes entre les séries*

Soulevé lourd combiné à des isométriques manuels

Cette méthode est une de mes méthodes préférées. Elle consiste à faire des répétitions avec une charge relativement lourde (70-80%) alors que pendant certaines répétitions (ou pendant toutes les répétitions) un partenaire applique une surcharge manuelle (en poussant contre la barre), vous empêchant ainsi de poursuivre la phase concentrique du mouvement (<u>la charge de la barre et la surcharge manuelle combinées sont ainsi supérieures au maximum concentrique, mais pas supérieur au maximum eccentrique</u>). La surcharge manuelle est appliquée pendant 2-3 secondes et ensuite relâchée, permettant à l'athlète de terminer la répétition. Ce type d'entraînement peut également être classifié en tant *qu'isométriques fonctionnels*. L'un des plus grands bénéfices de cette méthode est d'intégrer les bénéfices du travail isométrique maximal à une perspective dynamique. Elle permet également de placer l'emphase sur la partie la plus faible du mouvement.

Voici les caractéristiques et paramètres pour cette méthode :

Effort perçu/difficulté : *Très élevé*
Effet sur les éléments structuraux (hypertrophie) : *Modéré à élevé*
Effet sur les éléments fonctionnels (force, puissance) : *Élevé*
Charge *70-80 % de votre maximum concentrique plus une surcharge manuelle*
Nombre de répétitions par série : *2-6 (avec 1-3 surcharges manuelles par série)*
Nombre de séries par exercice : *3-5*
Nombre d'exercices par groupe musculaire : *1-2*
Repos entre les séries : *150-180 secondes entre les séries*

Méthode d'effort dynamique

Cette méthode implique de soulever des charges sous-maximales avec un certain degré d'accélération.

La méthode d'effort dynamique permet une implication et stimulation d'un nombre maximal d'unités motrices par une augmentation de la coordination intramusculaire et une augmentation de l'activation des unités motrices par une potentialisation du système nerveux central. Il y à également certaines évidences que l'entraînement explosif (haute accélération) augmente le taux d'innervation des fibres rapides, menant à un patron de recrutement moteur inversé.

Patron de recrutement moteur normal: Les fibres lentes sont mises à contribution en premier et, à mesure que l'intensité du mouvement et la demande sur le muscle augmentent, les fibres rapides entrent en action. Ceci est connu sous le nom de « principe de la taille ». Selon ce principe, les fibres les plus petites, les plus oxydatives (fibres lentes) sont mises à contribution en premier, et les plus puissantes (fibres rapides) sont mises à contribution en dernier.

Patron de recrutement moteur inversé : Pendant un exercice explosif (surtout s'il est de nature balistique), le seuil d'activation de toutes les unités motrices est nivelé de façon égale. Cela signifie que le signal pour activer les unités motrices se produit en même temps pour tous les types de fibres. Cependant, puisque l'impulsion nerveuse requiert moins de temps pour innerver les fibres rapides que les fibres lentes (60ms vs. 140ms), les fibres rapides entrent en action en premier, produisant ainsi un ordre inversé d'activation. Cette forme d'activation se produit également au cours de l'entraînement maximal/supra-maximal et en électromyostimulation.

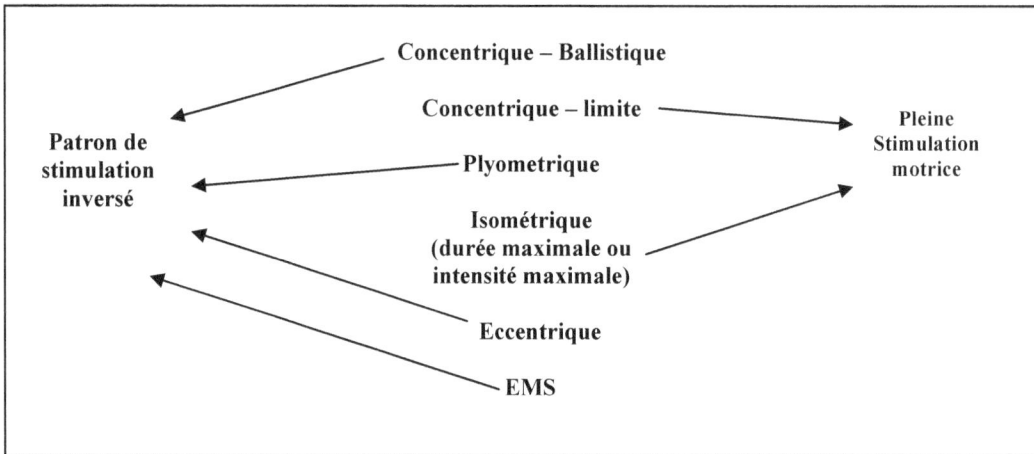

```
            Concentrique – Ballistique

            Concentrique – limite                    Pleine
 Patron de                                          Stimulation
 stimulation         Plyometrique                     motrice
  inversé
                   Isométrique
                (durée maximale ou
                intensité maximale)

                   Eccentrique

                      EMS
```

Les méthodes d'effort dynamique sont très bénéfiques pour la plupart des athlètes qui ont besoin de force explosive et de vitesse. Nous discuterons de trois applications différentes de la méthode d'effort dynamique :

> **I.** Variante des mouvements olympiques
> **II.** Exercices réguliers avec charge de puissance maximale (45-65 %)
> **III.** Exercices balistiques (10-25 %)

Variante des mouvements olympiques

Les mouvements olympiques incluent les mouvements compétitifs (arraché, épaulé et jeté) ainsi que leurs variantes. Lorsqu'il est question des mouvements olympiques, nous devrions utiliser un terme composé de trois mots :

Premier mot: position de réception de la barre *(muscle* [muscle]; *power* [puissance]; *squat* [accroupi]; *split* [fente])

> *Muscle* = réception sans flexion des genoux
> *Power* = réception avec une légère flexion des genoux (moins de 90 degrés)
> *Squat* = réception avec une flexion importante des genoux
> *Split* = réception avec une jambe vers l'avant, l'autre vers l'arrière

Muscle   *Power*   *Squat*   *Split*

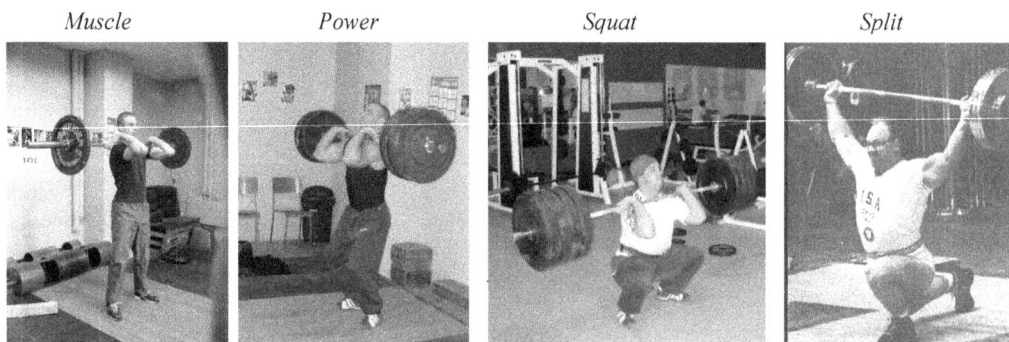

Second mot: type général du mouvement (*snatch* [arraché]; *clean* [épaulé]; *jerk* [jeté])

Snatch = soulever la barre de la position de départ jusqu'au dessus de la tête

Clean = soulever la barre de la position de départ jusqu'aux épaules

Jerk = soulever la barre des épaules au dessus de la tête

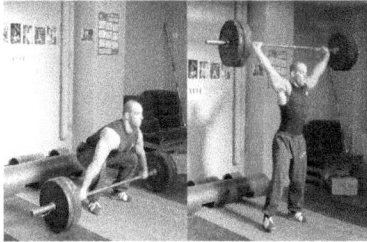

Arraché

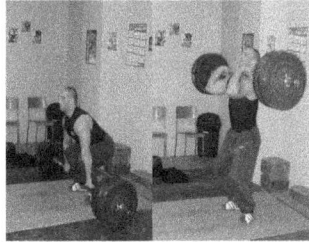

Épaulé

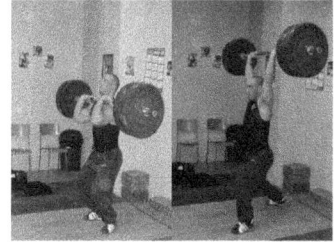

Jeté

Troisième mot: position de départ (*floor* [plancher]; *hang* [debout]; *blocks* [blocs])

Floor = la barre au plancher

Hang = la barre au-dessus ou en dessous des genoux, soutenue par l'athlète

Blocks = la barre repose sur des blocs, au-dessus ou en dessous des genoux

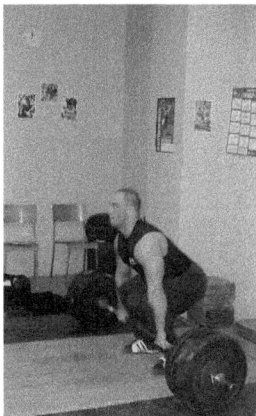

Floor

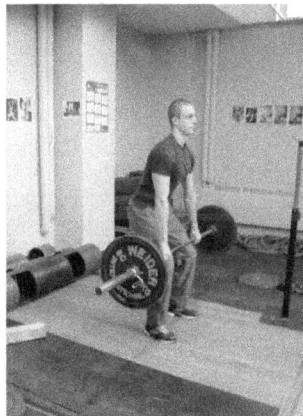

Hang

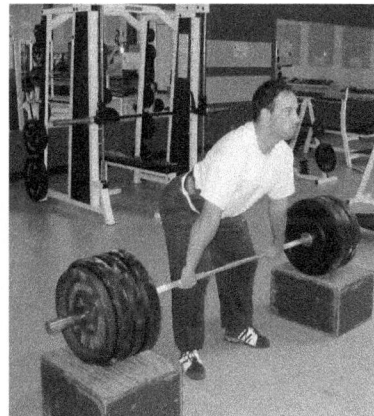

Blocs

Ces classifications nous donnent les mouvements suivants :

Type d'exercice	Variantes
Arraché	*Muscle snatch from the floor* *Muscle snatch from the hang* *Muscle snatch from the blocs* *Power snatch from the floor* *Power snatch from the hang* *Power snatch from the blocs* *Squat snatch from the floor* *Squat snatch from the hang* *Squat snatch from the blocs* *Split snatch from the floor* *Split snatch from the hang* *Split snatch from the blocs*

Type d'exercice	Variantes
Épaulé	*Muscle clean from the floor* *Muscle clean from the hang* *Muscle clean from the blocs* *Power clean from the floor* *Power clean from the hang* *Power clean from the blocs* *Squat clean from the floor* *Squat clean from the hang* *Squat clean from the blocs* *Split clean from the floor* *Split clean from the hang* *Split clean from the blocs*

Type d'exercice	Variantes
Jeté	*Muscle jerk from the clavicles* *Muscle jerk from behind the neck* *Power jerk from the clavicles* *Power jerk from behind the neck* *Squat jerk from the clavicles* *Squat jerk from behind the neck* *Split jerk from the clavicles*

		Split jerk from behind the neck

Note: Un athlète n'ayant pas l'intention de concourir en haltérophilie olympique devrait s'en tenir aux variantes plus faciles de ces mouvements :

Muscle snatch from the hang
Muscle snatch from the blocs
Power snatch from the hang
Power snatch from the blocs
Muscle clean from the hang
Muscle clean from the blocs
Power clean from the hang
Power clean from the blocs
Muscle jerk from the clavicles
Power jerk from the clavicles
Split jerk from the clavicles

Les mouvements olympiques sont explosifs par nature. Cela signifie que pour compléter un mouvement vous devez produire énormément d'accélération. À cause de cela, il est possible d'utiliser une charge relativement lourde et de tout de même produire un niveau de puissance élevé. Les mouvements olympiques sont uniques en leur genre. D'abord, peu d'exercices de musculation ont une aura aussi mystérieuse que les mouvements d'haltérophilie olympique. Cela dit, ces exercices n'ont rien de mystérieux et leur mode d'action n'a rien de secret. Nous savons que ces mouvements livrent la marchandise et nous savons *pourquoi* ils le font.

1. Les mouvements olympiques produisent une énorme quantité de puissance. Le corps améliore ce qu'il fait au cours des entraînements, donc entraînez-vous à produire beaucoup de puissance et vous deviendrez meilleur à produire beaucoup de puissance! Le tableau suivant élaboré par le Dr. Mike Stone illustre la supériorité des mouvements olympiques comparés aux exercices « réguliers » en terme de production maximale de puissance :

PRODUCTIONS DE PUISSANCE DE DIFFÉRENTS EXERCICES
(EFFORTS MAXIMAUX PENDANT UNE COMPÉTITION)

	Puissance absolue (W)	Puissance absolue (W)
Exercice	Homme (100kg)	Femme (75kg)
Développé couché	300	
Accroupissement	1100	
Soulevé de terre	1100	
Arraché (a)	3000	1750
Arraché – second tir (b)	5600	2900
Épaulé (a)	2950	1750
Épaulé – second tir (b)	5500	2650
Jeté	5400	2600

(a) Point mort jusqu'à vélocité verticale maximale
(b) Transition jusqu'à vélocité verticale maximale

2. Les mouvements olympiques requièrent de l'athlète une coordination de plusieurs groupes musculaires afin de produire un mouvement fluide et puissant. Bien que la technique spécifique des mouvements olympiques ne puisse améliorer vos habiletés pour les gestes sportifs, elle peut vous aider à développer une capacité générale à exécuter des tâches motrices complexes. Cela signifie que de devenir efficace dans l'exécution des mouvements olympiques augmentera la capacité de votre système nerveux à créer des patrons moteurs bien orchestrés, et cette capacité générale peut être transférée efficacement en sports.

3. Les mouvements olympiques développent la force et la puissance de groupes musculaires cruciaux dans la plupart des sports : quadriceps, ischiojambiers, mollets, fessiers, lombaires, trapèzes et bras.

4. Les mouvements olympiques enseignent à l'athlète à recevoir une force externe et à l'absorber. Ceci est critique pour une performance sportive optimale et peut également aider à réduire les risques de blessures provoquées par des forces externes sur le terrain.

5. Les mouvements olympiques sont amusants à faire! Une fois appris correctement, ils font partie des exercices de force les plus plaisant et satisfaisants. Il y a quelque chose de spécial dans le fait de soulever des charges lourdes à partir du plancher jusqu'au dessus de votre tête en un seul mouvement puissant!

6. Les mouvements olympiques sont une excellente façon de développer l'efficacité du système nerveux central en plus de lui enseigner à mettre à contribution les fibres musculaires à haut seuil d'activation, qui sont habituellement difficiles à stimuler. Lorsqu'un programme d'haltérophilie olympique est combiné à un entraînement de force ou de culturisme régulier, l'effet stimulant des mouvements olympiques sur le système nerveux central amplifie les gains que procurent les deux autres types d'entraînement.

7. Les mouvements olympiques ne sont pas des exercices au cours desquels vous ressentez une congestion musculaire (« pompe ») très prononcée, ce qui devrait être d'un intérêt particulier pour les femmes. Ainsi, elles auront moins l'impression de « trop gagner » en masse musculaire. Évidemment, cela n'est que subjectif et psychologique, mais si cela peut aider à soutenir l'intérêt des femmes pour l'entraînement avec poids et haltère, tant mieux !

Voici les caractéristiques et paramètres pour cette méthode :

Effort perçu/difficulté: *Modéré*
Effet sur les éléments structuraux (hypertrophie) : *Faible*
Effet sur les éléments fonctionnels (force, puissance) : *Très élevé*
Charge *70-90% de votre maximum concentrique*
Nombre de répétitions par série : *1-6*
Nombre de séries par exercice : *4-10*
Nombre d'exercices : *1-3 variantes de mouvements olympiques par entraînement*
Repos entre les séries : *90-120 secondes entre les séries*

Exercices réguliers avec une charge de puissance maximale (40 -65%)

Les mouvements olympiques ne sont pas les seuls exercices pouvant produire beaucoup de puissance. En utilisant une charge optimale et une accélération maximale avec des exercices réguliers tels le développé couché et l'accroupissement, vous pouvez bénéficier de la même augmentation de puissance qu'avec les mouvements olympiques. Au cours des quelques dernières années, il y a eu un effort marqué de la communauté scientifique pour établir des règles quant aux pourcentages optimaux. Les différents types d'études réalisées et les différents niveaux de conditionnement des sujets menèrent à des résultats plutôt conflictuels.

Par exemple, Siegel et coll. (2002) ont découvert que la production de puissance la plus grande se faisait avec une charge se trouvant entre 50 et 70 % du 1RM pour le *squat* et entre 40 et 60 % pour le développé couché.

Baker et coll. (2001) sont venus à la conclusion que la production de puissance était maximisée avec des charges de 55-59 % dur 1RM au *squat* (un peu moins que ce qu'avait conclu Siegel), mais la production de puissance était tout de même très élevée avec 47-63 % du 1RM. Ils ont également découvert que la charge maximisant la production de puissance au développé couché était entre 46 et 62 % du 1RM avec une pointe moyenne se trouvant à 55 %.

Ces deux études récentes concluent sur une note quelque peu discordante comparativement aux investigations antérieures en ce qui a trait à la puissance de pointe, qui se produit supposément autour de 30 % du 1RM. C'est à cause de ces résultats discordants, ainsi que du succès des athlètes de *Westside Barbell* (qui utilisent 40-60 % de leur 1RM pour développer la puissance), que j'ai décidé de mener ma propre petite étude sur la puissance de pointe. En utilisant le **Fitrodyne** de Tendo Sport, j'ai décidé d'établir une « courbe de puissance » et une « courbe de vélocité » pour les mouvements de force. Pour ce faire, j'ai évalué plusieurs athlètes (joueurs de football, joueurs de hockey, *powerlifters*, un sprinter et un haltérophile olympique) au développé couché en utilisant des charges allant de 10% à 100% de leur maximum. La vélocité ainsi que la production de puissance furent enregistrées à chacun des pourcentages.

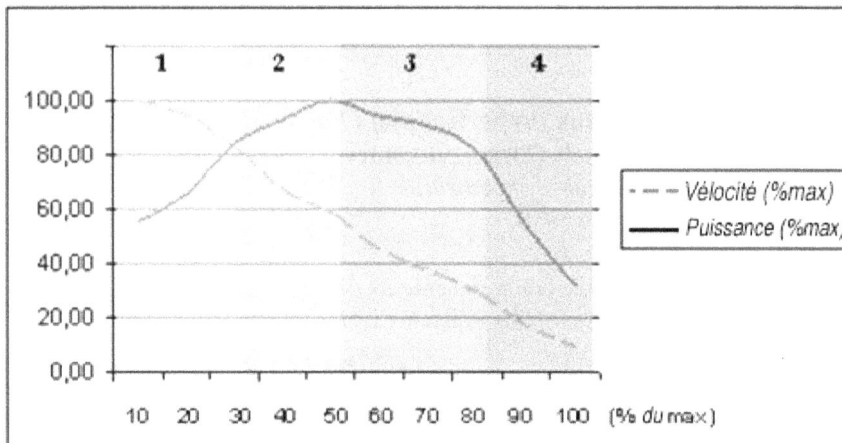

Conclusion générale

1. La production de puissance pointe à 45-55 %, en moyenne.

2. La puissance sous-maximale (90-100 % de la puissance max) est produite en utilisant des charges allant de 40 à 65 % du maximum.

3. La vélocité maximale est atteinte avec la charge la plus basse (10 %); il est très possible qu'elle puisse être encore plus grande avec des charges plus basses encore.

4. La vélocité sous-maximale (90-100 % de la vélocité maximale) est obtenue avec des charges allant de 10 à 25 % du maximum.

5. Il y a une relation inversement proportionnelle entre la vélocité et la charge; plus la charge est élevée, plus la barre bouge lentement.

6. La courbe de puissance est parabolique; aux plus grandes vélocités, la charge est trop faible et avec les charges les plus lourdes, la vélocité est trop faible pour produire une grande quantité de puissance.

Avec cette courbe, nous pouvons conclure que pour nous entraîner en vue de développer une puissance maximale en utilisant les mouvements d'entraînement réguliers, nous devrions utiliser une charge se trouvant entre 40 et 65 % du maximum concentrique, soulevant la barre aussi rapidement que possible.

Voici les caractéristiques et paramètres pour cette méthode :

Effort perçu/difficulté : *Modéré*
Effet sur les éléments structuraux (hypertrophie) : *Faible*
Effet sur les éléments fonctionnels (force, puissance) : *Très élevé*
Charge *40-65 % de votre maximum concentrique*
Nombre de répétitions par série : *1-6*
Nombre de séries par exercice : *4-10*
Nombre d'exercices : *1-3 exercices de puissance par séance*
Repos entre les séries : *90-120 secondes entre les séries*

Exercices balistiques (10-25 %)

« Balistique » fait référence à une réelle projection de la source de résistance. La source de résistance elle-même peut provenir de l'extérieur (par exemple, un ballon médical) ou du corps de l'athlète lui-même. L'intensité de ces exercices varie de très faible (sauts simples) à très élevée (absorption avec surcharge, plyométrie à impact élevé). Ces exercices sont ceux qui ont le plus grand facteur d'accélération comparativement à la production de force totale.

Ces exercices ont un grand impact sur le système nerveux à cause de la grande demande en accélération. Alors que les exercices balistiques à faible intensité (sauts réguliers, lancers de ballon médicaux légers, etc.) ne sont pas très exigeants pour l'organisme (et ainsi, peuvent être utilisés assez souvent, surtout comme échauffement spécifique), les exercices balistiques de haute intensité (*depth jumps*, sauts avec surcharge, lancers de ballons médicaux lourds, exercices d'absorption avec surcharge, etc.) ne devraient être utilisés qu'une ou deux fois par semaine, pour une période de temps limitée (4 à 6 semaines). Les exercices de haute intensité sont de loin préférables pour augmenter la puissance de façon importante, mais ils sont également plus exigeants au niveau du système nerveux et des tendons.

Il est également important de comprendre que l'effet d'entraînement des exercices balistiques de haute intensité est différé, signifiant que les améliorations de la capacité de produire de la puissance sont plus visibles de 2 à 3 semaines après la dernière stimulation.

Dans la courbe de puissance présentée plus haut, nous voyons que la vitesse est maximisée avec cette méthode. Cette technique d'entraînement peut être utilisée pour entraîner la vitesse, mais ne procure pas de réels bénéfices en terme de force. Lors d'entraînements dans cette zone (10-25 %), il est préférable de projeter la charge ou le corps dans les airs, parce qu'avec l'entraînement régulier, la phase de décélération sera bien plus longue, ce qui aurait un effet négatif sur la vitesse. Des exercices tel le *jump squat*, *bench throws* et lancers de ballons médicaux sont préférables pour cette zone d'entraînement.

Voici les caractéristiques et paramètres pour cette méthode :

Effort perçu/difficulté : *Faible à modéré*

Effet sur les éléments structuraux (hypertrophie) : *Très faible*
Effet sur les éléments fonctionnels (force, puissance) : *Élevé*
Charge *10-25 % de votre maximum concentrique*
Nombre de répétitions par série : *5-10*
Nombre de séries par exercice : *3-6*
Nombre d'exercices : *1-3 exercices de vitesse par séance*
Repos entre les séries : *90-120 secondes entre les séries*

Méthode d'entraînement isométrique

Les méthodes isométriques impliquent de produire une tension musculaire sans qu'il n'y ait de mouvement. Avec cette méthode, vous luttez ni plus ni moins contre une résistance sans en modifier la position.

Nous discuterons de trois applications pour cette méthode :

> *1. Isométriques de durée maximale (équivalent à la méthode d'effort répété)*
> *2. Isométriques d'intensité maximale (équivalent à la méthode d'effort maximal)*
> *3. Isométriques balistiques (équivalent à la méthode d'effort dynamique)*

Il existe également un protocole combiné d'isométriques (aussi connu sous le nom « isométriques fonctionnels »), mais ces applications ont déjà été couvertes plus haut.

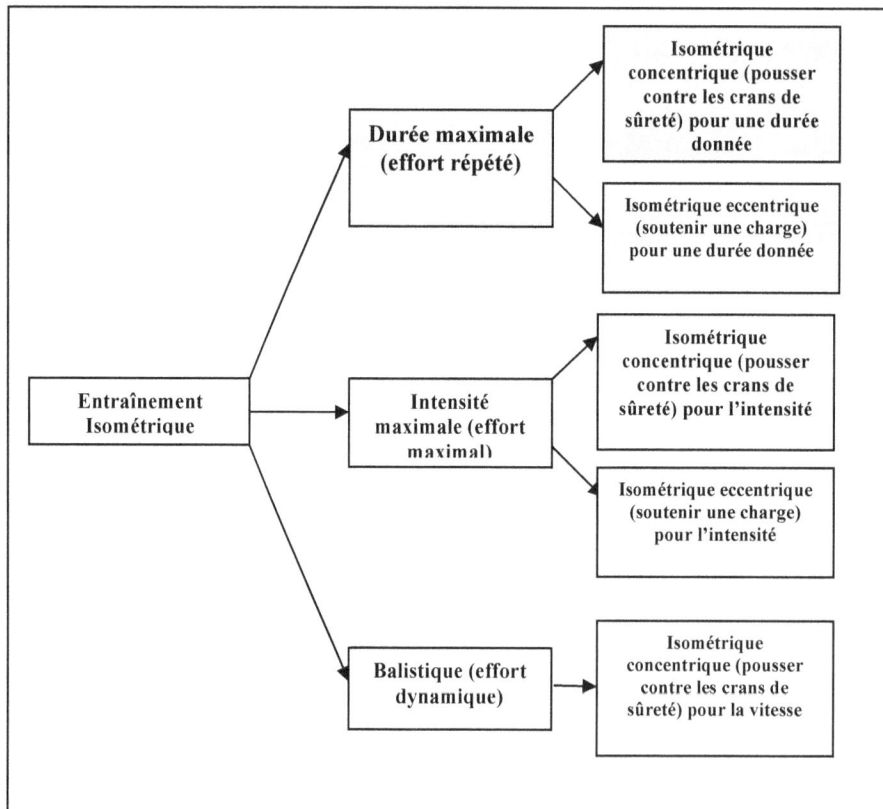

Vous remarquerez que je mentionne deux types d'exercices isométriques : isométriques concentriques et isométriques eccentriques. Comprenez que cela ne signifie pas que vous combinez une action concentrique ou eccentrique à l'action isométrique. Le résultat de l'exercice est le même; aucun mouvement n'est produit. Cependant, **l'intention** pendant l'exercice change.

Isométrique concentrique: Vous poussez ou tirez contre une résistance immobile. Il n'y a pas de mouvement externe, mais votre *intention* est tout de même de déplacer la résistance (même si c'est impossible).

Isométrique eccentrique: Vous soutenez un poids et votre objectif est de l'empêcher de descendre vers le sol. Encore une fois, il n'y a pas de mouvement externe. Cependant, votre intention n'est plus de déplacer la source de résistance, mais d'en stopper le mouvement.

Il est important de comprendre que les deux techniques ne produiront pas le même effet. Premièrement, les patrons neuraux utilisés pour chaque méthode seront différents. Les isométriques concentriques ont un bien plus grand impact sur la force concentrique que les isométriques eccentriques.

Isométriques de durée maximale (effort répété)

Avec les exercices en isométrique de durée maximale, vous poussez/tirez une charge sous-maximale pour une durée aussi longue que possible, jusqu'à l'échec musculaire. Pour un effet maximum, il est préférable de faire des séries de durées variant entre 20 et 60 secondes. L'effet de ce type d'entraînement sur la masse musculaire peut être très grand puisqu'il y a un stimulus de croissance significatif mis sur toutes les fibres musculaires.

*Note: Plusieurs études démontrent qu'aucune croissance musculaire ne découle de l'entraînement isométrique. Cela s'explique par le fait que le vieux modèle allemand des mouvements d'une durée de 6 secondes (ou quelque chose de similaire) fut utilisé dans ces expériences. Cette durée d'effort, quoiqu'adéquate pour les gains en force, est insuffisante pour provoquer des gains en masse musculaire. Cependant, lors de séries d'une durée allant de 20 à 60 secondes, le stimulus d'hypertrophie est significatif.

Avec cette méthode, vous pouvez utiliser à la fois des contractions isométriques concentriques et des actions isométriques eccentriques (voir explications plus haut). Cependant, je trouve que les actions isométriques eccentriques (soutenir une charge) sont de beaucoup supérieures lorsqu'il est question d'entraînement en isométrique de durée maximale. Dans ce cas, une charge de 50-80 % pour une durée de 20-60 secondes est l'idéal.

Tel que mentionné plus tôt dans le texte, avec l'entraînement isométrique, il est préférable d'utiliser au moins trois positions de l'amplitude de mouvement afin d'obtenir des améliorations sur toute l'amplitude de mouvement.

Voici les caractéristiques et paramètres pour cette méthode :

Effort perçu/difficulté : *Très élevé*
Effet sur les éléments structuraux (hypertrophie) : *Élevé à très élevé*
Effet sur les éléments fonctionnels (force, puissance) : *Faible*
Charge *50-80 % de votre maximum concentrique lors d'isométriques eccentriques*
Nombre de répétitions par série : *20-60 secondes par série*
Nombre de séries par exercice : *2-4 par position/3 positions par exercice*
Nombre d'exercices : *1*
Repos entre les séries : *60-90 secondes entre les séries*

Isomtériques d'intensité maximale (effort maximal)

La méthode des isométriques en intensité maximale est cousine de la méthode d'effort maximal concentrique. Vous tentez de maintenir une contraction isométrique maximale d'une durée de 3-6 secondes. Vous pouvez, ici encore, utiliser soit des isométriques concentriques ou eccentriques, mais dans ce cas, les isométriques concentriques (pousser/tirer contre une résistance fixe) procure les meilleurs résultats et sont bien plus sécuritaires.

Ce type d'entraînement isométrique n'a pas d'impact significatif sur la masse musculaire, mais il peut augmenter la densité musculaire et le tonus myogénique (également appelé tout simplement « tonus », ou fermeté musculaire). Son principal effet se fait sentir sur le développement de la force maximale, qui se produit spécifiquement aux angles de l'amplitude de mouvement qui ont été entraînés. C'est la raison pour laquelle il est préférable d'utiliser des angles multiples. Il existe également des évidences voulant que l'entraînement en isométrique maximal puisse améliorer la capacité de mise à contribution et de synchronisme des unités motrices (coordination intramusculaire) même dans les mouvements dynamiques.

Même si les isométriques concentriques sont idéaux pour cette méthode, vous pouvez tout de même utiliser les isométriques eccentriques. Dans ce cas, vous utiliseriez une charge équivalant à 100-110 % de votre maximum.

Voici les caractéristiques et paramètres pour cette méthode :

Effort perçu/difficulté : *Modéré*

Effet sur les éléments structuraux (hypertrophie) : *Faible*
Effet sur les éléments fonctionnels (force, puissance) : *Élevé*
Charge *100-110% de votre maximum concentrique lors d'isométriques eccentriques*
Nombre de répétitions par série : *3-6 secondes par série*
Nombre de séries par exercice : *3-6 secondes par position/3+ positions par exercice*
Nombre d'exercices : *1*
Repos entre les séries : *30-90 secondes entre les séries*

Isométrique balistique (méthode d'effort dynamique)

Assurez-vous de ne pas mélanger l'entraînement isobalistique (ou statobalistique) avec la méthode isométrique balistique. La méthode isobalistique est un protocole combinant une action dynamique explosive précédée d'une pause isométrique.

La méthode isométrique balistique fait plutôt référence au fait de pousser contre une résistance immobile pendant une période de temps très bref (1 à 2 secondes) tout en tentant d'atteindre une pointe de production de force aussi rapidement que possible (en termes simples, tenter de passer de 0% à 100% de force en 1 à 2 secondes).

Vous ne pouvez pas utiliser la méthode isomtérique eccentrique ici, puisqu'elle ne convient pas à la nature de l'exercice. L'objectif est de produire une tension isométrique maximale en un temps aussi bref que possible.

Ce type d'exercice est particulièrement efficace pour développer la force de départ et est très utile pour n'importe quel athlète impliqué dans une discipline sportive requérant de puissants départs à partir d'une position statique.

Voici les caractéristiques et paramètres pour cette méthode :

Effort perçu/difficulté : *Faible*
Effet sur les éléments structuraux (hypertrophie) : *Très faible*
Effet sur les éléments fonctionnels (force, puissance) : *Élevé*
Charge *N/A*
Nombre de répétitions par série : *1-2 secondes par série*
Nombre de séries par exercice : *5-10 secondes par position/3+ positions par exercice*
Nombre d'exercices : *1*
Repos entre les séries : *10-30 secondes entre les séries*

EAEC (en anglais : *KEAT : Kinetic Energy Accumulation Training*)

Tel qu'expliqué plus tôt dans le texte, l'EAEC (entraînement en accumulation d'énergie cinétique) fait référence à la création d'une tension musculaire supramaximale en utilisant une accumulation d'énergie cinétique. Cette méthode peut mener à une action musculaire produisant jusqu'à 150-200 % de la force isométrique maximale d'un athlète

(Cometti, 1987). Non seulement s'agit-il d'une excellente méthode de développement de force et de puissance, mais c'est également une excellente façon **d'améliorer la capacité d'un athlète pour absorber la force.** En fait, il s'agit là probablement du bénéfice le plus important de la méthode EAEC, quoi qu'il soit habituellement passé sous silence.

Un mot à propos de l'absorption de force externe

Dans tous les sports, les athlètes doivent <u>vaincre</u> une résistance externe. À chaque fois que vous courez, vous devez vaincre la résistance externe de votre corps lorsque votre pied prend contact avec le sol. Dans certains sports vous devez vaincre un adversaire en mouvement (football, rugby, judo, etc.). Dans d'autres sports, c'est un objet qui fournit la résistance à vaincre (lancer du poids, soccer, disque, lancer du marteau, etc.). Toutes ces actions requièrent que vous soyez capable de lutter contre une source de résistance et la déplacer.

Cela dit, avant de pouvoir vaincre une force externe, vous devez pouvoir l'absorber (qui arrive vers vous), et ensuite seulement pouvez-vous la vaincre et renverser la vapeur! Plus vous êtes efficace à absorber une force externe, plus rapidement vous pourrez la renverser. C'est la raison pour laquelle la plyométrie semble tant augmenter les sauts verticaux et la vitesse. Elle augmente votre capacité à passer rapidement de la phase d'absorption à la phase concentrique. Vous pouvez avoir toute la puissance concentrique du monde, mais si vous avez de la difficulté à absorber une force externe, vous ne pourrez pas la vaincre avec grande puissance et vitesse!

En utilisant l'EAEC, vous augmenterez votre capacité d'absorber la force, ce qui vous permettra d'utiliser la totalité de votre force et puissance concentrique sur le terrain!

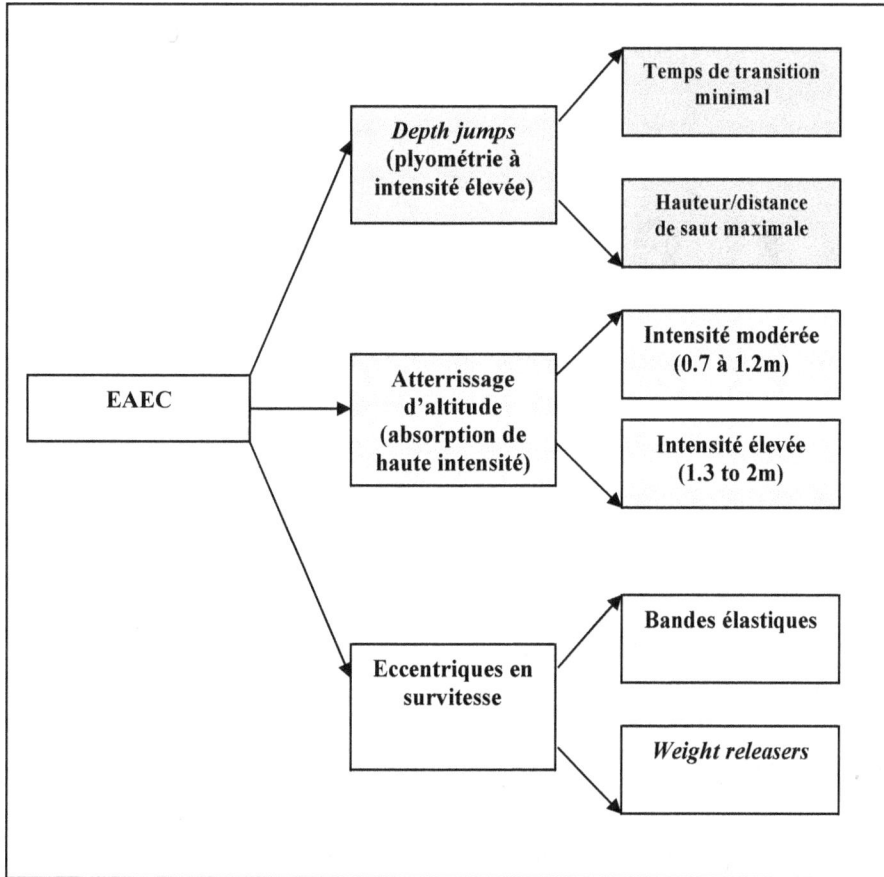

Partie 3
Outils
d'entraînement :
Weight Releasers

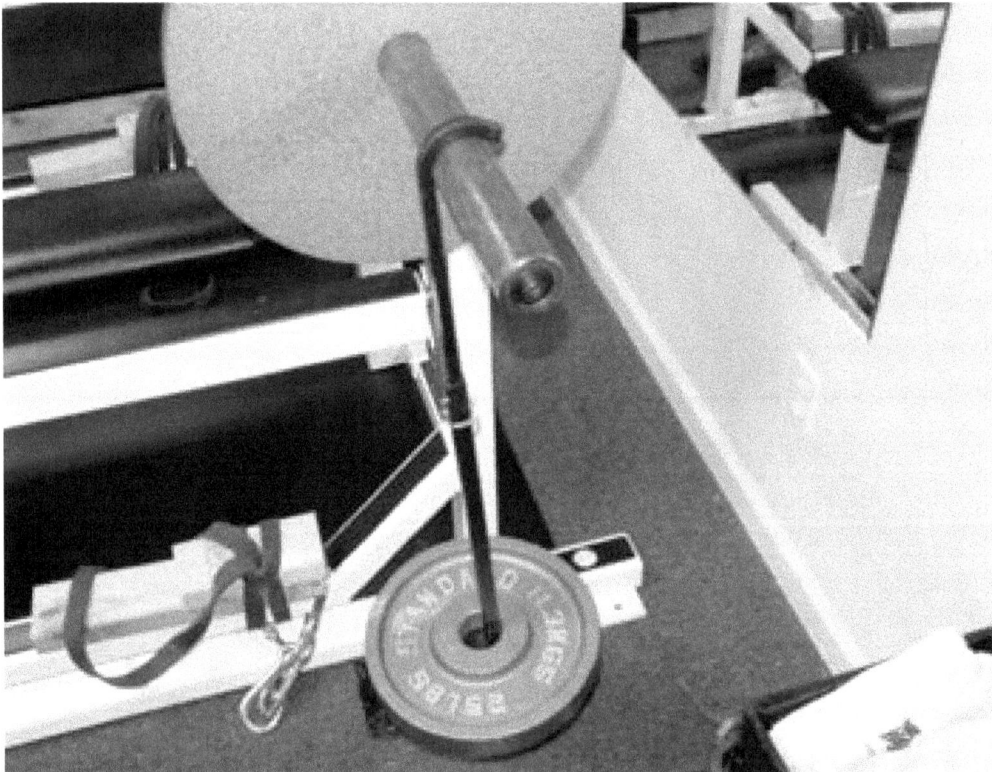

*Entraînement en contraste, entraînement en dépassement
(overshoot), eccentriques maximaux*

Les *weight releasers* sont l'un des outils les plus importants qu'un entraîneur puisse acheter. De plus, ils sont peu dispendieux, ce qui en fait un achat avantageux ! Personnellement, j'utilise cet outil pour entraîner pratiquement tous mes athlètes, et ce, pendant une très grande portion de leur entraînement annuel.

Le fonctionnement des *releasers* est très simple à comprendre. Il ne s'agit en fait que de crochets qui sont chargés et suspendus à la barre. Les crochets « pendent » plus bas que la barre de sorte que lorsque vous abaissez la barre, ils touchent le sol et se décrochent de la barre, la déchargeant ainsi de sa charge additionnelle.

Ils permettent à un athlète d'abaisser une charge plus lourde que celle qu'il pousse. Tel que mentionné dans le premier chapitre de ce livre, la portion eccentrique d'un exercice est responsable de bien des gains en force et en masse musculaire. Cependant, puisque vous êtes toujours plus fort pour la phase eccentrique d'un exercice, la stimulation que vous pouvez placer sur votre corps pendant cette phase sera toujours limitée par votre force concentrique. Il devient donc très difficile d'augmenter la tension pendant la portion eccentrique d'un exercice. Tout ce que vous pouvez faire de façon réaliste est de réduire la vitesse du mouvement en eccentrique. Ceci augmentera la stimulation placée sur le muscle pendant la phase négative, mais il s'agit là d'une solution qui limite les athlètes désireux d'augmenter leur niveau de force maximale.

Une alternative aux *weight releasers* est de demander à un partenaire de pousser sur la barre pour la portion eccentrique. J'ai moi-même utilisé cette technique et elle fonctionne. Cependant, il est très difficile de quantifier les progrès. Quelle est la charge supplémentaire se trouvant sur la barre pendant la portion eccentrique? 35lbs, 45lbs, 100lbs? Vous ne pouvez pas réellement le savoir. Cette méthode est donc utile, mais elle a ses limites.

Les *releasers* d'un autre côté vous permettent de savoir exactement quelle charge vous ajoutez à la barre pour la portion eccentrique. Ceci rend la quantification possible.

Par exemple, le premier athlète ci-dessous pousse une barre de 455lbs, plus 65lbs ajoutées, par côté, au moyen des *releasers* (total de 130lbs). Le second athlète pousse une barre de 315lbs plus 65lbs par côté. Les deux font 5 répétitions uniques (*singles*) avec cette charge. Voici ce qu'ils inscriraient dans leur journal d'entraînement :

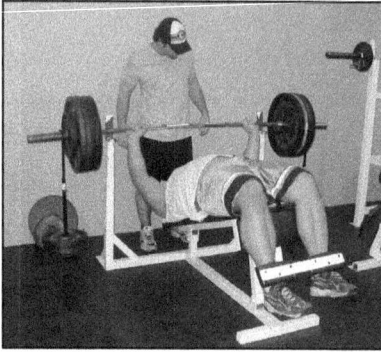 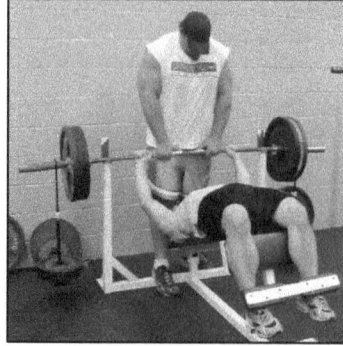

5 x 1 @ 585/455   **5 x 1 @ 445/315**

Comme vous pouvez le constater, en utilisant les *weight releasers* vous pouvez voir facilement ce qui se passe dans l'entraînement d'un athlète.

Les trois méthodes d'entraînement dont nous allons discuter en lien avec les *weight releasers* sont les **eccentriques maximaux**, **l'entraînement en contraste** et **l'entraînement en dépassement** (*overshoot training*)

Eccentriques maximaux

Pour cette méthode d'entraînement, un athlète devrait augmenter progressivement la charge pour parvenir à la charge maximale qu'il peut utiliser en négatif (eccentrique), sous contrôle. Pour des raisons de sécurité, mes athlètes doivent descendre la barre en 5 secondes au cours d'un exercice eccentrique maximal. S'ils ne le peuvent pas, la charge est trop lourde. Certains argumenteront qu'il ne s'agit pas là d'un véritable maximum. Je suis d'accord, mais la surcharge est plus que suffisante pour stimuler des gains en force. De plus, aucun athlète n'a réussi à améliorer sa force à l'hôpital!

Commencez l'exercice avec 50-100lbs de moins que votre série maximum (par exemple, si votre maximum au développé couché est de 400lbs, la charge ne devrait pas dépasser 300-350lbs). Le poids ne changera pas pendant l'entraînement. Je choisi cette charge parce que je n'aime pas mettre trop de poids aux *releasers* (cela pourrait les endommager), mais je ne veux pas non plus utiliser une charge qui transforme l'exercice en un exercice de concentrique maximal. Il y à un temps propice pour une combinaison de concentrique maximal et eccentrique maximal, mais cette méthode focalise seulement sur la portion eccentrique du mouvement. Puisque nous ne ferons que des répétitions uniques, la charge concentrique sera facile à manipuler, ne posant ainsi aucun stress sur le corps.

Le poids de départ pour le combo *releasers* & barre devrait être égal au maximum concentrique. Par exemple, si votre maximum est de 400lbs, et que la barre pèse 330lbs, vous devriez utiliser 70lbs pour les *weight releasers* (35lbs par côté). Vous ajoutez de la charge aux *releasers* jusqu'à ce que vous ne puissiez plus descendre la barre en 5 secondes. La plupart des individus pourront utiliser 110-130 % de leur maximum concentrique. Cependant, si vous faites moins que cela, ne déprimez pas ; en fait, soyez plutôt heureux ! Cela signifie que cette forme d'entraînement augmentera votre force limite plus rapidement que n'importe quelle autre méthode (puisqu'il s'agit d'un point faible). D'un autre côté, si vous pouvez abaisser 150 % de votre maximum, ou davantage, ce type d'entraînement ne sera pas très productif pour vous puisqu'il ne s'agit pas d'un facteur limitant de votre performance.

Cette méthode d'entraînement aura plusieurs impacts positifs sur la performance. D'abord, elle peut augmenter la force eccentrique, isométrique et concentrique de façon significative. Cela est surtout provoqué par les adaptations neurales, mais également à cause d'une certaine adaptation structurale. Elle augmente également la capacité de l'athlète à contrôler une grande force externe, ce qui peut être utile sur le terrain. Psychologiquement, elle aide l'athlète à s'habituer à manipuler des charges lourdes, de sorte qu'en tentant de faire un mouvement concentrique maximal, la charge semblera plus légère en comparaison, vous donnant ainsi un survoltage psychologique. Il existe également certaines évidences voulant qu'il soit possible de désensibiliser l'organe tendineux de Golgi et fuseaux musculaires en abaissant de grosses charges. Ceci vous permettra d'utiliser une plus grande proportion de votre potentiel de force compte tenu de l'inhibition neurale qui se trouve amoindrie. Enfin, puisqu'il s'agit d'une forme d'entraînement eccentrique accentué, elle mènera à des adaptations structurales significatives. Comme la durée de la série est plutôt courte, il faudra plusieurs séries pour cumuler la stimulation adéquate pour provoquer les gains musculaires. Cependant, à long terme, cette méthode peut avoir un effet très positif sur l'hypertrophie fonctionnelle. Je n'ai jamais utilisé cette technique plus d'une fois par semaine avec mes athlètes, et jamais pour plus de 6 semaines d'affilée. La plupart du temps, elle est utilisée pour un bloc de 3 semaines.

Entraînement en contraste

L'entraînement en contraste signifie utiliser une charge qui soit aussi difficile à manipuler pendant la phase eccentrique et concentrique d'un exercice. Puisque nous sommes plus forts au cours de la phase eccentrique, la seule façon d'utiliser cette méthode est d'ajouter de la résistance pour la portion eccentrique du mouvement.

Afin de sélectionner correctement la charge à utiliser pour l'entraînement, il est important de savoir votre maximum concentrique et votre maximum eccentrique pour l'exercice que vous prévoyez utiliser. Par exemple, votre 1RM au développé couché peut être de 400lbs et votre eccentrique maximal (descendu en 5 secondes) peut être de 475lbs. Puisque nous désirons utiliser la même charge relative pendant les deux phases du mouvement, le poids de la barre et la charge des *releasers* doivent être sélectionnés avec soin.

Par exemple, si vous souhaitez vous entraîner à 80%, les charges devraient être comme suit :

a. Poids de la barre (portion concentrique)= 400lbs x 80% = 320lbs

b. Poids des *releasers* + poids de la barre (portion eccentrique) = 475lbs x 80% = 380lbs

c. Poids des *releasers* = 380lbs – 320lbs = 60lbs (30lbs de chaque côté)

Pour résumer, l'athlète souhaitant s'entraîner à 80% utiliserait une barre pesant 320lbs et ajouterait 30lbs pour chaque *releaser*. Ainsi, il rabaisse 80% de son maximum eccentrique et soulève 80 % de son maximum concentrique.

Cette méthode d'entraînement devrait être utilisée pour des séries à plusieurs répétitions. Puisque les *releasers* doivent être replacés à chaque répétition, je suggère deux approches :

1. Entraînement groupé: faire 5-8 répétitions uniques avec des pauses de 5-10 secondes entre-elles. Après chaque répétitions, vous déposez la barre et replacez les *releasers* (ou demandez à un partenaire de les replacer).

2. Entraînement en pause: faire 5-8 répétitions, mais après chaque répétition, soutenez la barre à bout de bras alors que deux partenaires replacent les *releasers* simultanément.

Je préfère l'option 1. L'option 2 est un peu plus risquée, puisque si les releasers ne sont pas replacés exactement en même temps, une blessure peut en résulter. Cependant, l'option 2 a l'avantage de garder les muscles sous tension pour une plus longue période de temps, ce qui peut être quelque peu préférable aux fins d'hypertrophie.

Puisque le facteur fatigue est plus grand (compte tenu de la surcharge eccentrique ajoutée), il se peut que vous puissiez compléter 1-2 répétitions de moins que lors d'une série dont l'accent est placée sur la phase concentrique et qui utilise une même charge relative. Le tableau suivant indique une bonne échelle de répétitions selon la charge utilisée :

Charge	Répétitions minimums	Répétitions maximums	Moyenne
95 %	1	2	1
90 %	1	4	2
85 %	3	6	4
80 %	5	8	6
75 %	6	11	8
70 %	8	13	10

Cette méthode est particulièrement efficace pour stimuler au maximum l'hypertrophie dans un très court laps de temps puisque la stimulation est équivalente pendant les deux phases du mouvement. Souvenez-vous de toujours faire la portion eccentrique en 5 secondes (puisque votre maximum eccentrique est basé sur un effort d'une durée de 5 secondes).

Cette méthode est également efficace pour augmenter la force eccentrique et la force concentrique au même taux, en même temps. Cela peut être utile pour certains athlètes ayant déjà un ratio adéquat de force concentrique vs eccentrique.

Entraînement en dépassement (*Overshoot training*)

Overshoot fait référence à l'activation des unités motrices rapides pendant la portion eccentrique du mouvement, permettant à l'athlète d'être plus explosif lors de la portion concentrique. De plusieurs points de vue, ceci fonctionne de la même façon que les *depth jumps* et autres exercices de plyométrie à impact élevé.

Nous parvenons à ce dépassement en abaissant une charge lourde pendant la phase eccentrique et en soulevant une charge légère aussi rapidement que possible. Il n'est pas nécessaire de contrôler la portion eccentrique de façon aussi stricte que lors des deux méthodes précédentes. Rabaisser la charge en 2 secondes est acceptable.

Le poids de la barre devrait être autour de 50-60 % de votre maximum concentrique et vous devriez ajouter 30-40 % supplémentaire aux *releasers*. Par exemple, un athlète pouvant faire un développé couché avec 400lbs devrait utiliser les charges suivantes :

a. Poids de la barre = 400lbs x 50 % = 200lbs
b. Poids des *releasers* = 400lbs x 40 % = 160lbs (80lbs par côté)

Faire des séries de 2-4 répétitions avec cette méthode. Cependant, les releasers ne peuvent être utilisés que pour la première répétition. Le phénomène de dépassement est maintenu pour toute la série à condition que l'accélération soit maintenue au niveau le plus élevé possible.

Trucs et recommandations

1. Avant chaque utilisation, assurez-vous que les *releasers* soient en bon état. Si la tige d'acier devient légèrement courbée, procurez-vous-en une autre paire, car cela peut être dangereux.

2. Assurer vous que les deux *releasers* libèrent la charge dans la même direction.

3. Trouvez la longueur parfaite pour la tige (qui est ajustable) pour vous. Tous les athlètes ne sont pas du même gabarit. Il faut que les *releasers* libèrent la barre alors que celle-ci se trouve à 1-2 pouces de la poitrine (au développé couché) ou arrivé à la parallèle (pour le squat).

4. Assurez-vous d'abaisser la barre sous contrôle. Une bonne façon de vérifier cela est de voir à ce que les *releasers* libèrent la barre simultanément.

Conclusions

Chacune des trois méthodes présentées a été utilisée par moi-même et plusieurs autres entraîneurs de façon très efficace. Lorsqu'utilisées adéquatement, elles peuvent augmenter grandement l'effet d'entraînement. Pour certains athlètes, ce genre de méthode est nécessaire (celles ayant une capacité eccentrique limitée).

Cependant, ne soyez pas trop enthousiaste. N'en faites pas trop, trop rapidement ! Je sais que pour nous entraîneurs et athlètes, acheter un nouvel outil d'entraînement est comme de recevoir un cadeau de Noël : nous voulons jouer avec sans arrêt ! Cependant, puisque ces méthodes sont toutes très exigeantes pour le système nerveux et pour le système musculaire, vous devriez commencer en faisant le minimum de travail possible et très graduellement augmenter à mesure que vos capacités s'améliorent. Si vous n'avez jamais fait d'entraînement qui utilise des eccentriques accentués, vous n'aurez pas besoin d'énormément de stimulation, faire trop de travail équivaudrait à utiliser un marteau pour tuer une mouche : cela peut fonctionner, mais ce n'est pas nécessaire et peut causer des dommages.

Part 4
Outils d'entraînement : Bandes élastiques *JumpStretch*

Entraînement en résistance adaptable (Accommodating resistance training), entraînement en accélération maximale, entraînement en résistance variable

Problèmes avec les exercices d'entraînement réguliers

Avant que nous ne commencions à parler des problèmes reliés aux exercices réguliers de musculation, je dois d'abord mentionner qu'il n'est pas mon intention de dire que ceux-ci ne sont pas efficaces et qu'ils ne devraient pas être inclus dans un programme d'entraînement, au contraire! L'entraînement avec poids libres est encore l'une des meilleures manières d'augmenter la force limite, la force-endurance et la masse musculaire. Pour la plupart des gens, ce type d'entraînement sera plus que suffisant. Cependant, pour les athlètes d'élite qui ont besoin du meilleur, ou pour ceux qui sont perfectionnistes et qui désirent retirer autant qu'humainement possible de leur entraînement, des méthodes additionnelles devraient être utilisées afin de compenser pour les quelques petits inconvénients de l'entraînement régulier avec poids libres.

Problème 1 : Temps requis pour décélérer la barre

Dans la plupart des sports, le succès d'un athlète est directement tributaire de sa capacité à produire de l'accélération. Les entraîneurs en force se sont rendu compte de cela il y à longtemps, ce qui a mené à l'entraînement explosif. Cela signifie d'utiliser des poids modérés pour des exercices classiques tout en faisant la portion concentrique aussi rapidement que possible (tenter d'accélérer la charge autant que possible).

Le problème que pose l'entraînement explosif au moyen d'exercices réguliers est que la phase de décélération peut s'avérer être aussi longue, parfois même plus longue, que la phase d'accélération. Comment cela peut-il se produire si nous tentons de soulever la charge aussi rapidement que possible? Eh bien, le corps désire se protéger. Donc, à l'approche de la fin de la phase concentrique, le corps décélèrera instinctivement la charge afin d'éviter un choc balistique aux articulations et aux muscles. Il est plus naturel de réduire lentement la vitesse jusqu'à ce qu'elle soit nulle plutôt que de devoir arrêter subitement une charge à partir d'une vélocité maximale. Mettez le blâme sur vos mécanismes de protection!

Prenons l'accroupissement en exemple. Vous accélérez en début de phase concentrique, mais l'accélération diminue rapidement et la décélération commence à mesure que vous vous soulevez de la parallèle. Plus rapidement vous tentez de soulever la barre, plus courte sera la phase d'accélération et plus longue sera la phase de décélération.

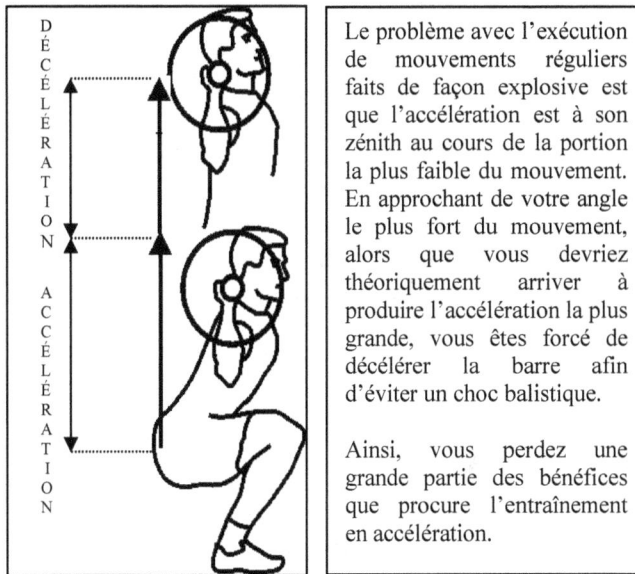

Le problème avec l'exécution de mouvements réguliers faits de façon explosive est que l'accélération est à son zénith au cours de la portion la plus faible du mouvement. En approchant de votre angle le plus fort du mouvement, alors que vous devriez théoriquement arriver à produire l'accélération la plus grande, vous êtes forcé de décélérer la barre afin d'éviter un choc balistique.

Ainsi, vous perdez une grande partie des bénéfices que procure l'entraînement en accélération.

Donc, en tentant de contracter plus rapidement, vous augmentez par le fait même le temps requis pour décélérer! Cela peut avoir un impact négatif sur le système nerveux, qui finit par devenir plus efficace pour décélérer une charge plutôt que de l'accélérer. De plus, la période de décélération se produit alors que les articulations sont positionnées dans des angles spécifiques au sport, alors que l'accélération est la plus importante! Le scientifique du sport D.G. Sale à démontré que c'est l'intention d'accélérer la barre qui est important plutôt que la véritable vitesse à laquelle se déplace la barre afin de promouvoir les adaptations neurales.

Cependant, si vous mettez plus de temps à décélérer la barre qu'à l'accélérer, même si la barre se déplace rapidement, vous finirez par apprendre un patron moteur inadéquat, voire nuisible.

C'est ici qu'entrent en scène les bandes élastiques *JumpStretch*. Les attacher à la barre pendant votre exercice peut augmenter de façon marquée la charge au cours de la dernière portion du mouvement. Le bénéfice en ce qui concerne l'accélération est que les bandes élastiques vont décélérer la barre (compte tenu de l'augmentation de la résistance). Ainsi, vous n'aurez pas à faire la phase « préventive » de décélération puisque la vitesse de la barre diminuera, mais vous pouvez toujours tenter de l'accélérer au maximum grâce à l'augmentation de la résistance, gracieuseté des bandes élastiques.

Ceci mènera à un patron moteur plus efficace pour le geste sportif en enseignant au corps à poursuivre l'accélération au lieu de décélérer en approchant la portion du mouvement au cours de laquelle vous êtes le plus fort.

Problème 2 : Charge mal adaptée à l'avantage mécanique

Un autre problème avec l'entraînement régulier est que la charge ne change pas pendant le mouvement. Cela se produit parce que vous soulevez un objet (dans ce cas, un poids libre) dont la masse est constante. Le problème est que cette charge constante ne stimulera pas le corps de façon maximale sur toute l'amplitude de mouvement. Par exemple, nous savons tous que nous sommes plus forts dans une position de quart de *squat* plutôt que de demi-*squat*, et nous sommes plus forts en position de demi-*squat* qu'en position de *squat* complet. Tout cela n'a rien de révolutionnaire. Mais cela signifie qu'une charge constante ne pourra pas produire le même impact sur toute l'amplitude de mouvement.

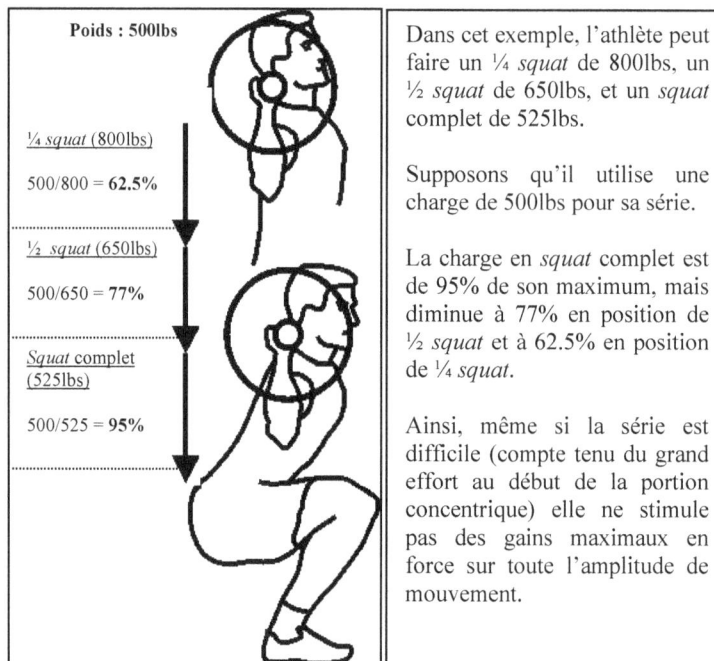

Poids : 500lbs

¼ *squat* (800lbs)

500/800 = **62.5%**

½ *squat* (650lbs)

500/650 = **77%**

Squat complet
(525lbs)

500/525 = **95%**

Dans cet exemple, l'athlète peut faire un ¼ *squat* de 800lbs, un ½ *squat* de 650lbs, et un *squat* complet de 525lbs.

Supposons qu'il utilise une charge de 500lbs pour sa série.

La charge en *squat* complet est de 95% de son maximum, mais diminue à 77% en position de ½ *squat* et à 62.5% en position de ¼ *squat*.

Ainsi, même si la série est difficile (compte tenu du grand effort au début de la portion concentrique) elle ne stimule pas des gains maximaux en force sur toute l'amplitude de mouvement.

Le problème est que ce type d'entraînement place le plus grand stress au cours de la portion initiale du mouvement puisque c'est là que la charge relative est la plus grande comparativement à la force de l'athlète dans cet angle précis. Cependant, pour la majorité des gestes sportifs, la portion la plus importante de l'amplitude de mouvement est la dernière demie ou le dernier quart. Cette partie de l'amplitude de mouvement doit être surchargée, mais elle est présentement SOUS chargée!

Une solution possible serait d'utiliser des mouvements partiels à l'entraînement (quarts d'accroupissement, demi-accroupissements, demi développés couchés, demi soulevés de terre, etc.). Cependant, cela pose également plusieurs problèmes, le développement de déséquilibres de force n'étant pas le moindre d'entre eux.

Une autre solution est d'utiliser des bandes élastiques, non seulement pendant l'entraînement explosif, mais avec l'entraînement lourd également. Les bandes élastiques *JumpStretch* peuvent ajouter entre 25lbs et 200lbs de tension par bande lorsqu'étiré au maximum (selon le type de bande). Cela permet de placer une surcharge significative là où ça compte, soit au cours de la dernière portion de l'exercice.

Il demeure un problème avec la quantification de l'entraînement. Comment pouvons-nous évaluer la charge à différents angles du mouvement? Je suis d'avis que seulement deux charges devraient être prises en considération : la charge au début du mouvement et la charge en fin de mouvement. Cela dit, nous devons tout de même établir le niveau de résistance à ajouter au moyen des bandes élastiques à ces deux positions.

Une façon simple d'estimer cela est d'installer les bandes sur une barre vide et d'utiliser un pèse-personne. Libérez la barre de ses supports comme si vous alliez faire l'accroupissement, montez sur le pèse-personne en position de départ, et notez le poids (supposons, 445lbs). Ensuite, faites de même pour la position basse (disons, 265lbs).

Maintenant, il ne vous reste qu'à enlever votre propre poids ainsi que le poids de la barre aux valeurs que vous venez de prendre en note. Ansi, si vous pesez 200lbs et que la barre pèse 45lbs, vous soustrayez 245lbs aux valeurs notées.

a. Résistance élastique en haut = 445lbs (tension totale) – 245lbs (corps + barre) = **200lbs**
b. Résistance élastique en bas = 265lbs (tension totale) – 245lbs (corps + barre) = **25lbs**

Maintenant, vous savez qu'en utilisant les bandes élastiques vous soulevez une surcharge de 200lbs en position haute et de 25lbs en position basse.

Avec cet arrangement de bandes et avec une barre pesant 400lbs, la résistance serait de 600lbs en haut de mouvement et 425lbs en bas. Supposons que vous fassiez 5 séries de 3 répétitions avec cette charge. Écrivez les chiffres suivants dans votre journal :

5 x 3 @ 600/425(400)

Signifiant que vous avez fait 5 séries de 3 répétitions avec 600lbs en position haute et 425lbs en position basse, avec une barre pesant 400lbs.

Prenez note que vous devriez prendre le temps de mesurer la résistance que les bandes vous procurent à vous. Un individu plus grand luttera contre une résistance plus grande en haut de mouvement comparativement à un individu plus petit (puisque les bandes élastiques sont davantage étirées). De façon similaire, selon l'endroit où vous fixez les élastiques, la résistance peut varier. Souvenez-vous cependant que nous voulons tout de même une certaine tension en position basse. Il n'est pas nécessaire que ce soit beaucoup, mais elle devrait être plus grande que le poids de la barre chargée.

Bénéfice additionnel des bandes élastiques

Un autre point que marquent les bandes élastiques est le stress eccentrique accentué qu'ils procurent. Vous voyez, les élastiques ne font pas qu'ajouter de la tension aux différentes portions du mouvement. Ils tentent en fait de vous écraser au plancher! Ainsi, les élastiques tentent d'augmenter l'accélération eccentrique. En contrôlant cette phase négative, vous apprenez en fait à absorber et à contrôler une force d'accélération externe. Vous devenez donc très efficace à stopper, contrôler et renverser une force externe. Un atout fantastique pour la plupart des athlètes!

Les trois principales méthodes du travail avec les élastiques

Nous avons déjà expliqué beaucoup de ce qu'il y a à savoir à propos des méthodes d'entraînement avec les bandes élastiques. Cependant, afin que tout soit clair, il existe trois principales méthodes :

1. **Entraînement en force limite en résistance adaptable** (méthode d'effort maximal)
2. **Entraînement en accélération maximale** (méthode d'effort dynamique)
3. **Entraînement en résistance variable** (méthode d'effort répétitif)

La méthode de résistance adaptable utilise la propriété physique des bandes afin de surcharger la totalité de l'amplitude de mouvement au cours d'une série lourde, développant ainsi la force sur toute l'amplitude de mouvement.

L'entraînement en accélération maximale requiert des charges modérées soulevées avec une accélération maximale. Dans ce cas, les élastiques servent à limiter la décélération.

Finalement, l'entraînement en résistance variable vous permet de faire plusieurs répétitions contrôlées avec une charge modérée tout en ayant une tension variable sur toute l'amplitude de mouvement. Ceci stimule l'hypertrophie à un degré beaucoup supérieur que l'entraînement régulier parce que la surcharge moyenne du mouvement est plus grande.

Conclusion

Les élastiques sont des outils très versatiles et peuvent être au service de plusieurs exigences d'entraînement. Cependant, tout comme pour les *weight releasers*, soyez prudent de ne pas trop en faire au début. Les élastiques placent un stress eccentrique énorme sur les muscles et ceci peut augmenter le temps requis pour récupérer d'un entraînement.

Partie 5
Outils d'entraînement : Autres outils d'entraînement efficaces

Planches, chaînes, kettlebells

Ce chapitre traitera de quelques autres outils d'entraînement que vous pouvez utiliser pour l'entraînement de vos athlètes. Je sais que vous avez vu beaucoup de nouvelles informations jusqu'à maintenant, et une fois que vous aurez terminé ce chapitre, vous serez encore plus étourdi! Méfiez-vous de l'approche « en vrac » cependant. Plusieurs entraîneurs souhaitant élaborer le meilleur programme au monde incluent rapidement un peu de tout dans leurs protocoles, en espérant que la seule multiplicité des angles d'attaques se manifestera concrètement en de meilleurs résultats. Ce ne sera pas le cas; la plupart du temps, il vaut bien mieux limiter le nombre de méthodes utilisées au cours d'un programme donné, mais d'en faire la rotation fréquemment (avec logique, cela va de soi).

Ne vous sentez pas obligé d'inclure aveuglément chaque méthode d'entraînement décrite dans ce livre. Une approche bien plus efficace est de comprendre les bénéfices et handicaps de chacune des méthodes présentées afin que vous puissiez sélectionner celles qui seront les plus utiles pour les besoins de votre athlète.

Cela ayant été dit, nous pouvons poursuivre notre discussion à propos des différents outils d'entraînement. Dans le troisième chapitre traitant de ce sujet, je parlerai brièvement de quatre outils que vous pouvez utiliser de manière efficace. Ces méthodes ne devraient pas devenir la pierre angulaire de vos entraînements, mais peuvent être très utiles pour un entraînement supplémentaire ou correctif.

Ces quatre outils sont :

1. *Kettlebells*
2. **Planches**
3. **Boîtes**
4. **Chaines**

Kettlebells

Le contenu suivant provient de mon bon ami et expert mondialement connu en matière d'entraînement aux *kettlebells*, Mike Mahler. Mike a écrit un manuel très exhaustif et a produit un excellent DVD sur l'entraînement avec *kettlebells*, incluant plus de 40 exercices ! Je lui ai demandé d'écrire un résumé des bénéfices que peut procurer cet outil génial :

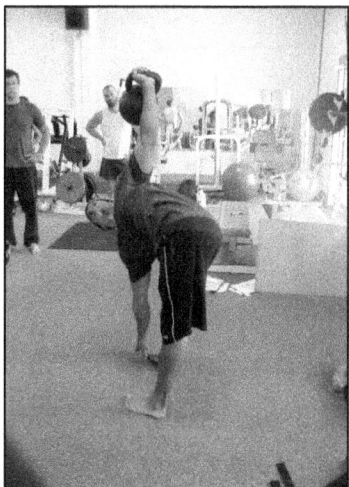

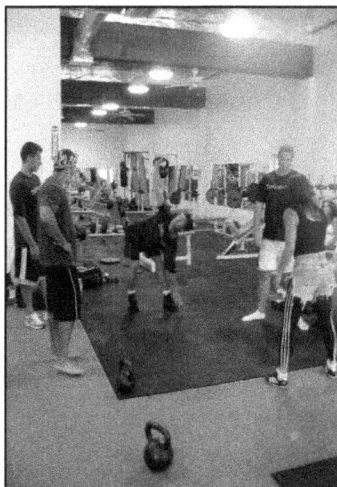

Mike Mahler n'est pas seulement un grand instructeur de *kettlebells*, c'est également un grand athlète qui pratique ce qu'il prêche.

Come je le dis souvent moi-même, un entraîneur devrait être en mesure de faire ce qu'il exige de ses athlètes. Les leaders mènent devant, et non derrière.

1. Les *kettlebells* sont dotés d'une grosse poignée qui transformera chaque exercice en défi pour la poigne, améliorant grandement votre prise et les muscles de vos avant-bras.

2. Le poids décentré des *kettlebells* rend la charge plus difficile à contrôler et implique davantage les muscles stabilisateurs. De plus, à cause de cette charge décentrée, la tension est grande pendant toute la durée de l'exercice. Essayez de faire une flexion de bras avec un *kettlebell* et vous verrez que l'exercice devient plus difficile en approchant le haut du mouvement.

3. Un choc balistique se produit avec des exercices tels l'arraché et le jeté, au cours desquels vous apprenez à absorber le choc du *kettlebell* qui balance par-dessus la main. Ceci est une habileté cruciale pour la plupart des athlètes, surtout les athlètes de combat.

4. Les *kettlebells* augmentent la flexibilité de la ceinture scapulaire puisque le poids décentré pousse vos bras vers l'arrière. Des exercices tels, le moulin à vent (*windmill*) et le *Turkish get-up* travaillent les épaules en plusieurs angles et sont excellents aux fins de réhabilitation.

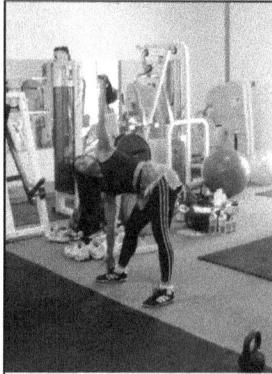

Patricia Smith faisant un
windmill

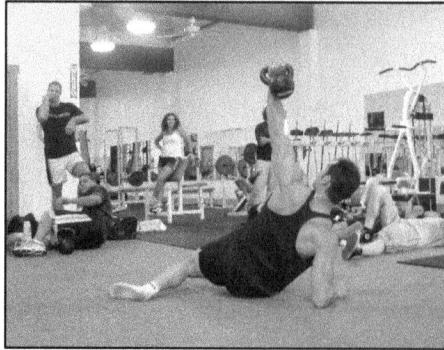

Le Turkish get-up est l'un des exercice
les plus difficile!

5. Vous pouvez faire plusieurs exercices avec des *kettlebells* tels : *bottom-up clean, open-palm clean and press,* et *open-palm snatch* qui ne peuvent être faits avec des haltères réguliers. Le *bottom up clean* est excellent pour augmenter la force de la poigne.

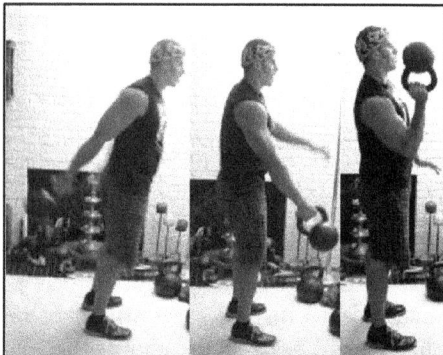

Mike Mahler démontre le *bottom-up clean.* Cela peut sembler un exercice simple, mais il est très exigeant et requiert énormément de force au niveau de l'avant-bras et de la main.

L'objectif de ce livre n'est pas de décrire l'entraînement avec *kettlebell* en profondeur. Cependant, puisque je suis d'avis qu'il s'agit là d'un outil d'entraînement valable, je ressentais que c'était un devoir moral d'au moins inclure une brève explication des avantages que comportent les *kettlebells*. Si vous souhaitez en apprendre davantage, vous pouvez acheter le manuel d'entraînement et/ou DVD de Mike, tous deux disponibles sur son site web (www.mikemahler.com).

Planches et boîtes

Les planches et les boîtes ont une utilité principale, qui est de briser la chaîne concentrique/eccentrique en stoppant rapidement la barre pendant la phase eccentrique. Ceci provoque une accumulation d'énergie cinétique entraînant un plus grand potentiel de force. Un autre bénéfice de ces outils (planches pour le développé couché et boîtes pour l'accroupissement) est que vous pouvez manipuler l'amplitude de mouvement avec une grande précision. Par exemple, en utilisant trois planches empilées les unes sur les autres (appelé *3 board press*, ou, traduit librement, presse à 3 planches), vous diminuez l'amplitude de mouvement du développé couché d'environ 6". Ceci vous permet de surcharger la portion finale du mouvement.

Certains disent qu'en ne faisant que des mouvements partiels (par exemple, demi-*squat*, demi *bench press*) il est possible d'arriver au même résultat. C'est faux! Voyez-vous, au cours d'un mouvement partiel, vous devez volontairement décélérer la barre avant de la soulever, ce qui est excellent pour développer la force de décélération et même la force isométrique, mais son usage est limité lorsque vous tentez d'augmenter votre capacité d'accélération et votre puissance. Afin de maximiser ces qualités, nous devons développer notre capacité à utiliser l'énergie cinétique à notre avantage. Les planches ou la boîte stoppent rapidement la portion eccentrique, évitant à l'athlète de devoir lui-même décélérer la barre de façon trop significative. Ceci se traduit en une très grande accumulation d'énergie cinétique qui peut être utilisée au cours de l'action concentrique subséquente. À la base, le *board press* et le *box squat* sont très similaires en termes d'effets d'entraînement à la plyométrie de haute intensité.

Pour une efficacité maximale, vous ne devriez pas laisser la barre reposer sur la planche (ou vos fesses sur la boîte) pendant plus de 2 secondes, puisque l'énergie cinétique accumulée sera perdue après ce délai. Idéalement, le temps de contact devrait être plus court qu'une seconde.

Vous devez tenter de ne pas trop décélérer la barre pendant la phase eccentrique, faites comme s'il n'y avait ni planche ni boîte et abaissez la barre normalement jusqu'à ce que la planche ou la boîte stoppe soudainement la descente. Évidemment, il ne faut pas exagérer non plus et finir par frapper volontairement la planche ou la boîte. Ceci ne procurera aucun bénéfice supplémentaire et peut même augmenter les risques de blessure.

Chaînes

Une autre méthode d'entraînement efficace consiste à utiliser des chaînes fixées à la barre. Les chaînes pendent de chaque côté de la barre, et à mesure que la barre est abaissée, les chaînes touchent le sol pour s'y empiler, déchargeant efficacement la barre de sa charge additionnelle. Par exemple, si vous utilisez 50lbs de chaîne par côté au *bench press,* que la moitié des chaînes se retrouvent au sol à la position basse et que toutes les chaînes sont soulevées en position haute, vous avez là une surcharge de 50lbs en fin de phase concentrique. Ceci vous permet d'augmenter la résistance à l'angle le plus fort du mouvement, vous forçant à travailler dur sur toute l'amplitude pour terminer l'exercice.

Les chaînes sont souvent combinées aux bandes *JumpStretch* parce qu'elles sont utilisées afin d'augmenter la charge pendant la phase concentrique, alors que vous approchez des angles les plus forts.

Cependant, les chaînes et les bandes diffèrent d'une façon très importante : les élastiques vont attirer la barre vers le bas. En termes simples, ceux-ci procurent une accélération eccentrique qui doit être vaincue au moyen de contractions musculaires.

Les chaînes d'un autre côté ne constituent qu'une charge additionelle. Elles ne permettent que d'augmenter la charge en cours de mouvement.

Ceci peut sembler mineur comme différence, mais en ce qui à trait à l'effet d'entraînement ce sont deux méthodes complètement différentes. Le tableau suivant vous aidera à comprendre la différence :

Bénéfice	Bandes	Chaînes
Augmente la charge dans les angles les plus forts du mouvement	Oui	Oui
Aide à prévenir la décélération volontaire de la barre	Oui	Oui, mais moins que les bandes
Augmente le stress eccentrique	Oui	Non
Augmente potentiellement l'énergie cinétique	Oui	Non
Créé un environnement instable exigeant une grande stabilisation du tronc (accroupissement) ou des épaules (développé couché)	Oui	Non

Charge augmentée à l'angle le plus fort du mouvement

Nous avons déjà établi que les chaînes et les bandes augmentent toutes deux la charge à mesure que l'athlète progresse dans la portion concentrique de l'exercice. Les chaînes y parviennent en étant soulevées du plancher alors que les bandes le font en étant étirées pendant que la barre monte. Les deux méthodes sont efficaces et devraient être essayées à quelques reprises pour déterminer la meilleure façon de produire des résultats.

Aide à prévenir la décélération volontaire de la barre

Ceci est un des plus grands avantages des élastiques. Leur propriété à s'étirer décélère efficacement la barre pendant la phase concentrique du mouvement. Cela signifie que vous pouvez essayer d'accélérer la charge autant que vous le pouvez pendant toute l'amplitude de mouvement sans risquer de choc balistique aux articulations. Les chaînes sont moins efficaces pour se faire puisqu'elles n'ont pas cette propriété élastique. La charge additionnelle au cours de la dernière partie de la phase concentrique peut aider à réduire le besoin de décélérer volontairement la barre, mais pas autant que les élastiques.

Augmentation potentielle de l'énergie cinétique

Les bandes ne font pas que procurer une charge variable, elles procurent également un élément d'accélération variable. Comme nous venons de le voir, les bandes agissent de façon à décélérer la barre au cours de la portion concentrique du mouvement. Le contraire se produit pendant la portion eccentrique : les bandes tenteront alors d'accélérer la barre. Ceci peut avoir deux avantages : 1) augmenter le stress eccentrique si vous tentez de rabaisser la charge sous contrôle (ce qui favorise l'hypertrophie) 2) augmente l'accumulation d'énergie cinétique si vous laissez les élastiques accélérer la descente (ce qui vous procurera un effet très semblable à l'entraînement en plyométrie).

Les chaînes ne peuvent avoir le même effet puisqu'il ne s'agit que de « poids mort », qui ne possède pas de composante d'accélération.

Créé un environnement instable requérant beaucoup de stabilisation

Il s'agit là d'un des bénéfices les moins connus des bandes élastiques. À cause de la tension élastique en position haute, il est difficile de maintenir son équilibre. Ceci peut réellement aider à renforcer les muscles du tronc (lors d'un *squat*) et la ceinture scapulaire (lors d'un *bench press*). Je suis d'avis que de faire de tels exercices peut réellement faire ce que d'autres outils (tel que le ballon d'exercice et le *wooble board*) ne peuvent que se vanter de faire : aider à prévenir les blessures en améliorant la stabilité.

Les chaînes ne procurent pas réellement cet avantage; bien que de soulever la charge des supports et de reculer pour se mettre en place lors d'un *squat* avec des chaînes qui balancent légèrement sur la barre puisse augmenter la stabilité du tronc, cela n'est rien comparativement aux effets des bandes. Il faut l'expérimenter pour réellement saisir ce concept.

Donc...

Comme vous pouvez le constater, les élastiques ont plusieurs avantages que les chaînes n'ont pas. C'est la raison pour laquelle les bandes élastiques ont leur propre chapitre. Cependant, cela ne signifie pas que les chaînes ne devraient pas être utilisées du tout. Vous voyez, l'une des caractéristiques de l'entraînement avec élastique est que le stress eccentrique est potentiellement augmenté. Ce type d'entraînement exige une récupération longue et est très éprouvant au niveau des structures. Il n'est donc pas très sage d'utiliser les bandes élastiques en tout temps puisque vous risquez de surcharger votre corps au-delà de ses capacités de récupération.

Pendant les phases d'entraînement où les élastiques ne sont pas utilisés, les chaînes peuvent être substituées comme méthode de remplacement. Elles procurent tout de même une partie des mêmes bénéfices, mais ne soumettent pas le corps à un stress aussi important.

J'ai personnellement découvert que de faire la rotation chaque trois semaines entre 1) les bandes 2) les chaînes et 3) les poids réguliers est la meilleure approche à utiliser, dans plusieurs cas.

Conclusion

Le facteur le plus important dans un programme d'entraînement est l'application intelligente des méthodes d'entraînement adéquates. Un outil X peut être parfait pour un athlète mais complètement inutile pour un autre. Donc, l'une des tâches les plus cruciales d'un entraîneur est de cibler très précisément les besoins exacts de ses athlètes et de sélectionner les techniques d'entraînement adéquates. Pour y arriver, l'entraîneur doit comprendre parfaitement ce en quoi consiste chacune des méthodes et quelles adaptations chacune peut procurer. En souhaitant que les chapitres précédents aient pu vous aider en ce sens.

Partie 6
Le plan d'entraînement intégré

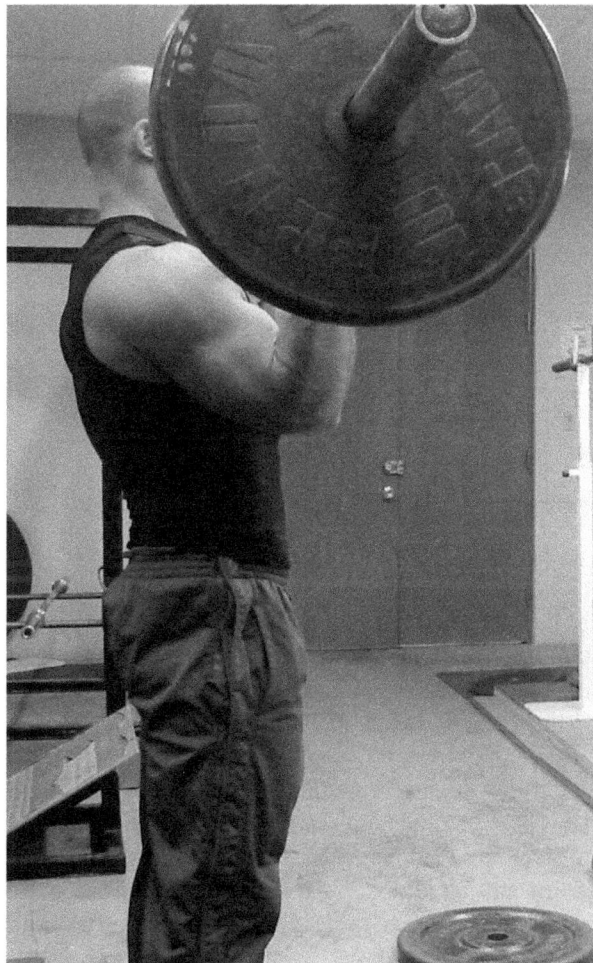

Comment élaborer un cycle d'entraînement en utilisant des méthodes modernes de développement en force et en puissance

Utiliser la structure des blocs pour faciliter l'élaboration des programmes

Personnellement, j'aime bien élaborer mes programmes d'entraînement un bloc à la fois. Un bloc est une unité d'entraînement structurale d'une durée de 2 à 8 semaines au cours de laquelle l'objectif d'entraînement est le même. Par exemple, dans un bloc de force maximale, vous pourriez mettre l'emphase sur des méthodes utilisées pour augmenter la force maximale. Contrairement au vieux modèle de périodisation, nous allons tout de même inclure tous les autres types de travail dans le bloc afin d'éviter de perdre quelque capacité que ce soit préalablement acquise.

De façon générale, j'utilise des blocs de 3 ou 4 semaines. Auparavant, je m'en tenais à 4 semaines, mais l'expérience m'a enseigné que 3 semaines étaient préférables, surtout en ce qui concerne les athlètes avancés. La manière de structurer un bloc d'entraînement est d'utiliser les méthodes structurales, puis les méthodes fonctionnelles et enfin, les méthodes de spécialisation. J'utilise les termes accumulation (structurelle), intensification (fonctionnelle) et explosion (spécialisation) pour mes nouveaux blocs. Ajouter un bloc de chacune crée un cycle d'entraînement.

J'utilise maintenant la structure suivante (remarquez que les colonnes font référence au volume et les flèches à l'intensité).

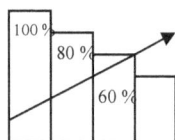

Bloc de 4 semaines   **Bloc de 3 semaines**

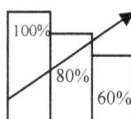

Pendant les blocs, le volume est diminué en escalier (la première semaine ayant le plus grand volume soit 100 %, et le volume des autres semaines est planifié selon cette première semaine). La dernière semaine de chaque bloc est généralement une semaine de test, ou du moins une semaine de très haute intensité.

Je recommande une durée de quatre semaines pour un bloc d'accumulation. Puisque nous voulons provoquer des changements structuraux significatifs (augmenter la masse musculaire et renforcer les tendons), nous devons disposer d'au moins 4 semaines. Un individu atrophié ou un athlète débutant peut requérir 2 ou 3 blocs de ce genre consécutifs afin de commencer un cycle d'entraînement. Au cours du bloc structurel, il faut utiliser les méthodes d'entraînement qui ont le plus d'impact sur la masse musculaire.

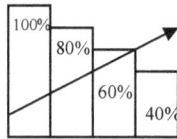

Bloc d'accumulation
Méthode post-fatigue (concentrique)
Eccentriques super-lents (eccentrique)
Eccentrique en isométrie pour une durée de temps (isométrique)
Atterrissage en altitude d'intensité modérée (EAEC)

Pour un **bloc d'intensification**, une durée de trois semaines semble être la meilleure option. La plupart des gains acquis au moyen des méthodes utilisées dans ce bloc résultent d'adaptations neurales, qui se produisent très rapidement. Poursuivre au-delà de trois semaines avec les mêmes méthodes ne procurera pas de gains continus pour la plupart des athlètes. Pendant ce bloc, nous sélectionnons des méthodes qui ont le plus grand impact sur l'amélioration de la force maximale.

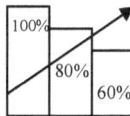

Bloc d'intensification
Mouvements maximaux (90-100 %) (concentrique)
Eccentriques purs (100-150 %) (eccentrique)
Concentriques en isométrie pour l'intensité (isométrique)
Atterrissage en contrebas de haute intensité (EAEC)

Pour un **bloc en explosion**, trois semaines constituent également une durée optimale, encore une fois parce que les gains résultent principalement d'adaptations neurales. Les méthodes à utiliser dans ce bloc sont celles qui améliorent le plus la puissance. Selon les exigences du sport, nous pouvons choisir un profil de vitesse-force (charges légères, davantage d'accélération) ou un profile de force-vitesse (charges relativement lourdes soulevées le plus rapidement possible.

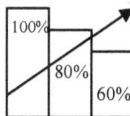

Bloc en explosion
Variantes des mouvements olympiques (concentrique)
Eccentriques en survitesse – élastiques (eccentrique)

Concentrique en isométrie pour la vitesse (isométrique)
Depth jumps pour la hauteur (EAEC)

*NOTEZ que pendant chaque bloc, vous devez tout de même maintenir les capacités gagnées préalablement. Ceci signifie que pendant le bloc d'accumulation, les méthodes d'intensification et d'explosion constitueront encore 10-20 % du volume d'entraînement, et ainsi de suite.

Les deux dernières semaines d'un cycle peuvent être composées d'un mini-bloc de pointe, qui comporte une semaine d'intensité très élevée à volume modéré suivi par une semaine de haute intensité à volume/fréquence minimal. Un test ou une compétition est fait 2 jours après la fin du bloc.

Nous pouvons maintenant comprendre l'élaboration générale de notre cycle d'entraînement :

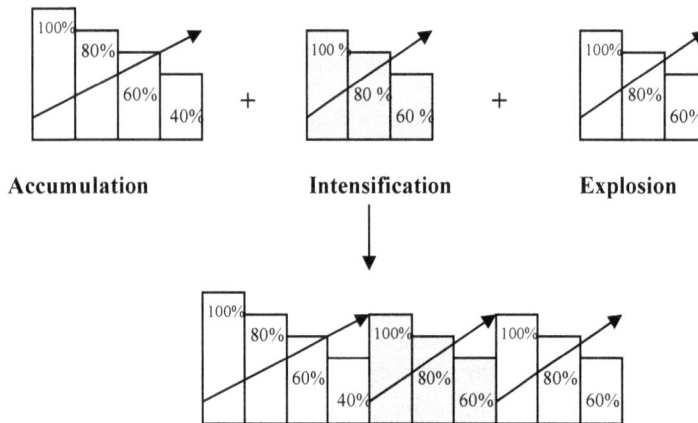

Accumulation   **Intensification**   **Explosion**

Notez que cela ne vous donne qu'un plan d'attaque sommaire; vous devrez quand même planifier les méthodes que vous souhaitez utiliser individuellement. J'utilise personnellement 4 méthodes principales par bloc (concentrique, eccentrique, EAEC et isométrique) et je planifie le cycle de chacune d'elles individuellement (bien que je conserve le même modèle pour chaque méthode).

1) Entraînement concentrique

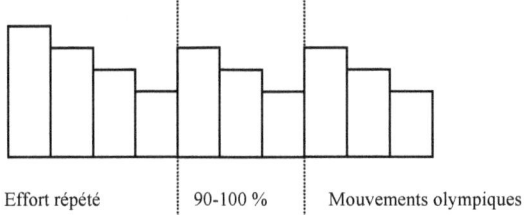

Effort répété   90-100 %   Mouvements olympiques

2) Entraînement eccentrique

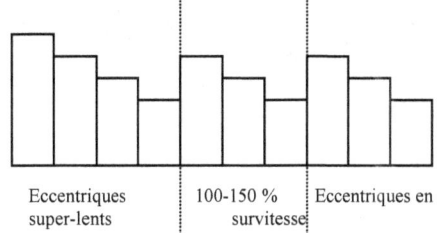

Eccentriques
super-lents   100-150 %
survitesse   Eccentriques en

3) Plyométrie/EAEC

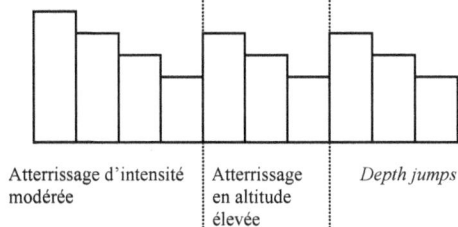

Atterrissage d'intensité
modérée   Atterrissage
en altitude
élevée   *Depth jumps*

4) Entraînement isométrique

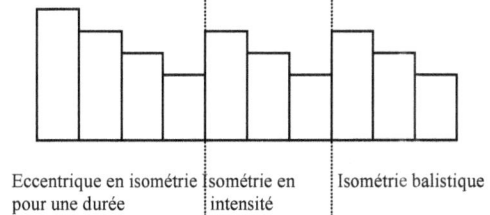

Eccentrique en isométrie
pour une durée   Isométrie en
intensité   Isométrie balistique

Évidemment, cela n'est qu'un exemple. Vous pouvez utiliser les méthodes de votre choix. Le tableau de la page suivante vous aidera à faire de bons choix.

	Force limite	Force-vitesse	Vitesse-force	Force de départ	Force réactive (absorption)	Hypertrophie	Force-endurance
ACTION ECCENTRIQUE							
Eccentriques sous-maximaux							
Contraste Ecc./Iso.	X					XX	X
Contraste Ecc./Conc.	X					XX	X
Eccentriques super-lents						XX	X
Eccentriques quasi-max./max.							
Technique 2/1	XX	X	X		X	XX	
Technique des 2 mouvements	XX	X	X		X	XX	
Eccentriques purs (95-100 %)	XX				X	XX	
Eecentriques supra-max.							
Entraînement-choc			XX	XX	XX		
Eccentriques en survitesse		XX	X	X	XX		
Eccentriques purs (100-150 %)	XXX				X	X	
ACTION CONCENTRIQUE							
Effort répété							
Exercice jusqu'à l'échec	X					XX	XX
Post/Pre/Pre et post fatigue	X					XXX	XXX
Séries descendantes	X					XXX	XXX
Effort maximum							
Exerc. Maximum (90-100 %)	XXX	X				X	
Lourds + surcharge manuelle	XXX	X		X	XX	X	
Effort dynamique							
Variantes mouv. olympiques	X	XXX	X	X	XX		
Exercice avec charge de puissance (45-65 %)	X	XX	XX	X			
Exercices balistiques		X	XXX	XX	X		
ACTION ISOMÉTRIQUE							
Durée maximale							
Concentriques en iso. (temps)	X					XX	XX
Eccentriques en iso. (temps)	X					XXX	XX
Intensité maximum							
Concentriques en iso. (intens.)	XX			X	X		
Eccentriques en iso. (intens.)	XX			X	X		
Ballistique							
Concentriques en iso. (vitesse)			X	XX	X		
EAEC							
Depth jumps							
Temps de transition minimal			X	XX	XX		
Sauts maximums			XXX	X	X		
Atterrissage en altitude							
Intensité modérée				X	XXX		
Intensité élevée				X	XXX		
Eccentriques en survitesse							
Bandes élastiques		XX	X	X	XX	X	
Weight releasers		XX	X	XX	X		
CONTRASTE							
Complexe russe	XX	X	X	X	X	X	
Complexe bulgare	XX	XX	XX	XX	XX	X	
Ascendant-Descendant	XX	XX	XX	XX	XX	X	

Ainsi, nous avons un **plan général** pour chaque type de méthode d'entraînement. Il nous faut maintenant élaborer un plan plus spécifique en tenant compte de l'intensité, du volume et de la sélection des exercices. Voici un exemple de la façon dont cela peut être fait.

Bloc d'accumulation

Jour	Exercice	Semaine 1			Semaine 2			Semaine 3			Semaine 4		
Lun.		Séries	Rép.	Charge	Séries	Rép.	Charge	Séries	Rép.	Charge	Séries	Rép.	Charge
	Bench press	4	10	75 %	4	8	80 %	5	6	85 %	5	5	88 %
	Back squat	4	10	75 %	4	8	80 %	5	6	85 %	5	5	88 %
	Soulevé de terre roumaine	4	10	75 %	4	8	80 %	5	6	85 %	5	5	88 %
	Levé militaire	4	10	75%	4	8	80 %	5	6	85 %	5	5	88 %
	Tirage vertical buste penché	4	10	75 %	4	8	80 %	5	6	85 %	5	5	88 %
Merc.		Séries	Rép.	Charge	Séries	Rép.	Charge	Séries	Rép.	Charge	Séries	Rép.	Charge
	Bench press prise étroite <u>*eccentrique lent (9s.)*</u>	4	5	70 %	4	4	75 %	5	3	80 %	5	2	85 %
	Presse à quadriceps technique 2/1	4	5/jambe	70 %	4	4/jambe	75 %	5	3/jambe	80 %	5	2	85 %
	Flexion des jambes technique 2/1	4	5/jambe	70 %	4	4/jambe	75 %	5	3/jambe	80 %	5	2	85 %
	Tirage horizontal assis <u>*eccentrique lent (9s.)*</u>	4	5	70 %	4	4	75 %	5	3	80 %	5	2	85 %
Vend.		Séries	Rép.	Charge	Séries	Rép.	Charge	Séries	Rép.	Charge	Séries	Rép.	Charge
	Bench press iso. (angle le + faible)	4	40s.	60 %	4	35s.	65 %	3	30s.	70 %	3	25s.	75 %
	Back squat iso. (parallèle)	4	40s.	60 %	4	35s.	65 %	3	30s.	70 %	3	25s.	75 %
	Soulevé de terre roumain iso. (sous les genoux)	4	40s.	60 %	4	35s.	65 %	3	30s.	70 %	3	25s.	75 %
	Tirage horizontal assis iso. (au sternum)	4	40s.	60 %	4	35s.	65 %	3	30s.	70 %	3	25s.	75 %

Bloc d'intensification

Jour	Exercice	Semaine 1			Semaine 2			Semaine 3		
Lun.		Séries	Rép.	Charge	Séries	Rép.	Charge	Séries	Rép.	Charge
	Presse avec 2 planches	6	3	90 %	7	2	95 %	Progresser jusqu'au maximum		
	Back squat	6	3	90 %	7	2	95 %	Progresser jusqu'au maximum		
	Soulevé de terre	6	3	90 %	7	2	95 %			
	Push press	6	3	90 %	7	2	95 %			
	Tirage vertical buste penché	6	3	90 %	7	2	95 %			
Merc.		Séries	Rép.	Charge	Séries	Rép.	Charge	Séries	Rép.	Charge
	Bench press + weight releasers	7	1	80 % 25 %	6	1	80 % 30 %	5	1	85 % 30 %
	Back squat + weight releasers	7	1	80 % 25 %	6	1	80 % 30 %	5	1	85 % 30 %
	Soulevé de terre (eccentrique seul.)	7	1	105 %	6	1	110 %	5	1	115 %
Vend.		Séries	Rép.	Charge	Séries	Rép.	Charge	Séries	Rép.	Charge
	Bench press ballistique	6	5	20 %	5	5	25 %	4	5	30 %
	Squat sauté	6	5	20 %	5	5	25 %	4	5	30 %
	Bench press iso. intensité maximale (3 positions)	2 par pos.	6s.	N/A	2 par pos.	6s.	2 par pos.	2 par pos.	6s.	N/A
	Squat iso. intensité maximale(3 positions)	2 par pos.	6s.	N/A	2 par pos.	6s.	2 par pos.	2 par pos.	6s.	N/A

Bloc en explosion

Jour	Exercice	Semaine 1			Semaine 2			Semaine 3		
Lun.		Séries	Rép.	Charge	Séries	Rép.	Charge	Séries	Rép.	Charge
	Jeté poussé	6	3	80 %	7	2	85 %	5	1	90%
	Power snatch from blocs	6	3	80 %	7	2	85 %	5	1	90 %
	Bench press en survitesse	6	3	50 %	7	3	55 %	5	3	60 %
	Squat en survitesse	6	3	50 %	7	3	55 %	5	3	60 %
Mer.		Séries	Rép.	Charge	Séries	Rép.	Charge	Séries	Rép.	Charge
	Bench press overshoot	10	3	60 % 30 %	8	3	60 % 35 %	6	3	60 % 40 %
	Back squat overshoot	10	3	60 % 30 %	8	3	60 % 35 %	6	3	60 % 40 %
Ven.		Séries	Rép.	Charge	Séries	Rép.	Charge	Séries	Rép.	Charge
	Bench press balistique	6	5	20 %	5	5	25 %	4	5	30 %
	Jump squat	6	5	20 %	5	5	25 %	4	5	30 %
	Depth jumps	4	10	N/A	3	10	N/A	2	10	N/A
	Depth push ups	4	10	N/A	3	10	N/A	2	10	N/A

Partie 7
Sujet spécial : EMS pour les sports

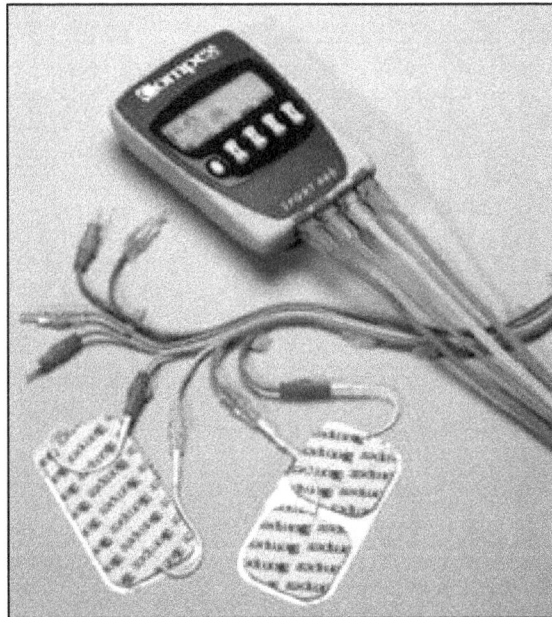

L'utilisation et les bénéfices de l'électromyostimulation pour athlètes

L'électromyostimulation (EMS) a gagné en visibilité grâce à l'utilisation moderne de gadgets vendus au public en général. Ces substituts bon marché sont souvent plutôt inefficaces parce qu'ils n'offrent pas une modulation adéquate ni le temps de contraction/relaxation nécessaire pour produire de bons résultats. À cause de l'inefficacité de ces gadgets, l'EMS fut étiquetée comme plus ou moins utile aux yeux de plusieurs athlètes et entraîneurs. Cela est très dommage, car l'EMS offre plusieurs bénéfices qui pourraient aider quiconque désireux d'augmenter ses capacités physiques ainsi que sa masse musculaire.

L'EMS est très connue des athlètes européens (Justine Henin-Hardenne et Hermann Maier pour ne nommer que ceux-là) et a été étudiée en profondeur (sur des athlètes et non pas des sujets sédentaires) avec de bons résultats.

Je crois que l'EMS peut être très utile pour les athlètes, que ce soit pour augmenter la force, la puissance, la vitesse ou améliorer la récupération. Je vais vous présenter les bénéfices que procurent de telles méthodes d'entraînement afin que vous puissiez vous faire votre propre idée.

Bénéfices de l'EMS

I. Stimulation des fibres musculaires rapides surtout
II. Augmentation de la force musculaire
III. Augmentation de la masse musculaire
IV. Augmentation de la hauteur de saut (puissance)
V. Augmentation de la vitesse de course
VI. Amélioration de la récupération
VII. Prévention de l'atrophie

Stimulation des fibres musculaires rapides surtout

Pendant une contraction volontaire, le recrutement moteur se produit selon un patron rigide connu sous le nom de « Loi de Henneman ». Selon ce principe, les unités motrices les plus petites (lentes), qui possèdent le seuil de stimulation le plus bas, sont activées en premier. À mesure que la demande sur le muscle augmente, les unités motrices plus grosses (rapides), qui ont un seuil de stimulation plus élevé, sont mises à contribution. Ce patron ne change jamais, sauf en certaines occasions spécifiques (eccentriques maximaux, par exemple).

Avec l'EMS, le patron de stimulation est inversé. Cela signifie que les unités motrices les plus grosses sont stimulées en premier. Pourquoi ? Trois raisons :

1. Parce que l'EMS fonctionne de la façon suivante : le courant électrique stimule les cellules nerveuses (et non pas les fibres musculaires elles-mêmes, comme certains le croient), qui innervent ensuite les unités motrices. Sans aller trop en détail à propos de la physiologie du phénomène, les unités motrices dont les axones sont les plus gros répondent plus facilement à un courant externe ; les axones plus gros sont plus faciles à stimuler (Blair et Erlanger, 1933; Solomonow, 1984). Les unités motrices rapides possèdent de gros axones; plus celle-ci est grosse, plus les chances que la fibre fasse partie d'une unité motrice rapide sont élevées. De toutes évidences, l'EMS stimulera d'abord les unités motrices les plus grosses d'abord (Solomonow, 1984; Enoka, 1988; Duchateau et Hainaut, 1988)

2. L'EMS stimule préférablement les unités motrices superficielles (plus près de la surface de la peau) comparativement aux unités motrices plus profondes (Beulke, 1978). Snyder-Macier et coll. (1993) ont déterminé que les unités motrices rapides ont tendance à se retrouver surtout en surface. Donc, puisque l'EMS fonctionne mieux sur les fibres superficielles, cela explique également la stimulation préférentielle des unités motrices rapides.

3. La stimulation des récepteurs cutanés (récepteurs de la peau) tend à augmenter la stimulation des fibres rapides comparativement aux fibres lentes (Garnett et Stephens, 1981; Kanda et Desmedt, 1983). Puisque l'électrode est placée sur la peau et que le courant électrique doit la traverser, ceci peut également augmenter l'activation des unités motrices rapides.

En plus de l'évidence directe supportant la thèse voulant que les fibres rapides soient activées en premier avec l'EMS, il existe également des évidences indirectes, selon une étude récente.

Maffiuletti et coll. (2000) ont découvert que l'EMS augmente de façon significative la force eccentrique ainsi que la force concentrique à haute vitesse, mais pas la force concentrique à basse vitesse. Nous savons que lors d'efforts eccentriques maximaux, les fibres musculaires rapides jouent un rôle plus important, et que la force concentrique à haute vitesse est grandement dépendante de la capacité des fibres rapides.

Nous savons que lors d'efforts eccentriques maximaux, les fibres musculaires rapides jouent un rôle plus important, et que la force concentrique à vitesse élevée est grandement tributaire des capacités des fibres rapides. Ces résultats démontrent la stimulation préférentielle pour les fibres musculaires rapides avec l'entraînement par EMS.

Conclusion

La stimulation préférentielle des fibres musculaires rapides est un phénomène très intéressant pour les athlètes. Nous savons que dans des circonstances normales, il est très difficile de les stimuler. Les méthodes d'entraînement requises pour y parvenir (eccentriques maximaux, plyométrie intense) peuvent souvent être très exigeantes pour le système nerveux et les articulations. À cause de cela, l'EMS semble être un excellent outil complémentaire pour les athlètes. L'EMS permet à l'athlète de réduire son volume d'entraînement maximal (sans toutefois l'éliminer) tout en bénéficiant du même effet d'entraînement (parfois même meilleur).

Augmentation de la force musculaire

Depuis l'époque des études menées par le scientifique sportif Soviétique Kots (1971) au cours desquelles on à constaté des gains en force pouvant aller jusqu'à 50% en un temps minimal, les applications possibles de l'entraînement par EMS pour la force musculaire ont été étudiées en profondeur.

Les premières recherches sur ce sujet nous proviennent de Krcka et Zrubak (1970), qui ont noté une augmentation dans la force des biceps (de 45,8%) et des muscles du mollet (61,5 %) chez 36 sujets après un bref entraînement avec EMS. Ensuite, Kots et Chwilon (1971) ont entraîné un groupe de lutteurs compétitifs avec l'EMS et ont noté des gains de 27 % après un total de 900 secondes de travail (réparties sur plusieurs entraînements) et 56 % après un total de 1 900 secondes.

Un groupe mené par le scientifique du sport Français Gilles Cometti a fait les recherches les plus intéressantes. L'aspect important de ces études est que les sujets étaient des athlètes très bien entraînés et non pas des gens sédentaires.

Dans une étude menée par Ratton et Cometti sur des sprinters, l'entraînement en EMS au moyen d'un module Compex (un module EMS commercial qui comporte des programmes d'entraînements préprogrammés) résulta en des gains en force moyens de 52 % en 3 semaines, à raison de 3 séances de 10 minutes d'EMS par semaine (5 secondes de contraction suivies de 15 secondes de repos).

Cometti et Gillet (1990) ont stimulé des gains de 14 % sur des biceps de lutteurs au moyen du même protocole.

Champion et Pousson (1991) ont utilisé un protocole similaire sur les triceps de boxeurs et ont noté des gains en force de l'ordre de 18,5 % au cours de 3 semaines.

Il est évident que l'EMS peut augmenter de façon significative la force musculaire, surtout la force eccentrique et ainsi que la force concentrique de haute vitesse. De plus, contrairement à ce que certains pourraient vouloir vous faire croire, l'EMS augmente la force à la fois par des facteurs structuraux (hypertrophie) et neuromusculaires.

Adaptations neuromusculaires à l'EMS?

Certains croient que parce que l'EMS remplace le système nerveux dans l'activation des muscles, aucune adaptation neuromusculaire ne se produit. Il existe plusieurs évidences démontrant que cela n'est pas exact.

1. **Modifications d'EMG** : Il a été démontré qu'après une période d'entraînement en EMS, les données d'EMG (indiquant le degré de stimulation du muscle) augmentent (Hakkinen et Komi, 1983; Moritani et DeVries, 1979; Komi et coll., 1988; Maffiuletti et coll. 2002). Ceci démontre que suite à un entraînement à court terme en EMS, l'activation musculaire est supérieure. C'est l'une des raisons qui expliquent

l'augmentation de la force résultant de l'entraînement en EMS. L'étude menée par Maffiuletti est particulièrement intéressante et conclue que l'entraînement en EMS peut augmenter la stimulation des unités motrices, en abaissant le seuil d'innervation/d'activation des fibres, ou en augmentant la sortie du signal provenant du SNC.

2. **Apprentissage croisé du muscle opposé, non entraîné**: Plusieurs études ont démontré des gains en force pour le membre opposé, non entraîné, lorsque l'EMS était employé (par exemple, entraîner le biceps droit avec l'EMS, mais pas le biceps gauche). Cet apprentissage croisé est très bien documenté tant pour l'entraînement concentrique qu'eccentrique. Il a été établi que les adaptations neurales sont la cause du transfert vers le membre non-entraîné. Une étude récente menée par Hortobagyi et coll. (1999) à démontré que l'effet d'apprentissage croisé était le même avec des contractions volontaires et stimulées, indiquant que l'entraînement en EMS procure réellement des effets neuromusculaires significatifs.

Mais ce qui est particulièrement intéressant est que malgré la stimulation d'adaptation neuromusculaire, l'entraînement en EMS ne fatigue pratiquement pas le SNC (Weineck, 1996; Duchateau, 1993). Ceci permet une charge de travail bien plus grande et davantage d'adaptation sans augmenter le risque de surentraînement.

Conclusion

L'entraînement en EMS peut augmenter la force et ce, dans un laps de temps assez court. Ces gains en force sont le résultat à la fois de l'hypertrophie et des adaptations neuromusculaires. Cependant, un athlète doit tout de même utiliser des méthodes dynamiques afin de pouvoir transférer ces gains aux exercices dynamiques et multi-articulaires. L'EMS ne devrait pas être perçu comme une alternative à l'entraînement dynamique, mais plutôt comme une méthode supplémentaire et complémentaire.

Augmentation de la masse musculaire

Peu d'études ont été faites sur l'impact de l'EMS sur l'hypertrophie musculaire chez les individus sains. Une telle étude par Turostowski et coll. (1991), faite sur des athlètes de triple saut, nota des gains en masse musculaire (quadriceps) de l'ordre de 4 à 8 % en 3 semaines (gains qui étaient de 2 à 4 fois supérieurs comparativement au groupe contrôle, qui utilisa des méthodes d'entraînement régulières). Une autre étude (Gillet et Cometti, 1990) démontra une augmentation moyenne de la taille du biceps de l'ordre de 4,5 % après 3 semaines de stimulation sur des lutteurs de compétition. Une étude un peu moins récente (1988) par Cometti nota une augmentation de la grosseur du quadriceps chez des athlètes du saut en longueur de l'ordre de 2 à 5 cm en 3 semaines. Plus tôt encore, Krcka et Krubak (1970) ont noté une augmentation de la taille du biceps (10,8 %) et du mollet

(9,9%), alors que Kots et Chwilon (1971) ont démontré des gains en hypertrophie pour le biceps de 3,8 %.

Des études récentes ont également démontré que l'entraînement en EMS peut provoquer des microtraumatismes aux muscles. En fait, Moreau et coll. (1995) ont trouvé que l'entraînement en EMS provoque davantage de micro-traumatisme que l'entraînement concentrique, qui peut indiquer que l'EMS est au moins aussi efficace que l'entraînement concentrique pour stimuler l'hypertrophie. Ces faits ont été corroborés par Kim et coll. (1995) qui a également noté que l'EMS provoque des microtraumatismes musculaires significatifs.

Conclusion

Les gains en hypertrophie sont en effet possibles avec l'entraînement en EMS. Puisqu'il a été démontré que l'EMS stimule surtout les fibres musculaires rapides, il n'est pas déraisonnable d'émettre l'hypothèse que l'hypertrophie suite à l'entraînement en EMS se produit surtout sur ces fibres, augmentant la surface relative des fibres rapides comparativement aux fibres lentes.

Augmentation du saut vertical et de la puissance

L'EMS augmente la force et stimule surtout les fibres rapides. Il peut donc sembler logique d'assumer que la capacité à produire de la puissance est également améliorée par l'entraînement en EMS. Cometti a également testé l'impact de l'entraînement en EMS (3 semaines d'entraînement, 3 séances par semaine, 10 minutes de stimulation du quadriceps par séance). Il mesura la force du quadriceps, le saut vertical à partir d'une position statique, et le saut précédé d'une descente (*countermovement jump*, ou *CMJ*), comme pour le test de saut vertical. Le groupe expérimental s'entraîna seulement avec l'EMS, alors que le groupe contrôle s'entraîna uniquement avec des méthodes conventionnelles.

Chez les deux groupes, la force des quadriceps augmenta après 3 semaines d'entraînement, (11,45 % pour le groupe d'EMS et 3,65 % pour le groupe contrôle), la performance au saut vertical à partir d'une position statique s'améliora (11,14 % pour le groupe d'EMS et 3,45 % pour le groupe contrôle), mais la performance au *CMJ* diminua légèrement chez les deux groupes. Cependant, après la cessation de l'entraînement en EMS, un effet rebond fut noté, provoquant une amélioration marquée de la performance au *CMJ*.

Nous pouvons conclure que l'EMS augmente la capacité du muscle à produire de la puissance, négligeant cependant l'impact du réflexe d'étirement (ce qui explique l'augmentation du saut à partir d'une position statique, mais pas du *CMJ*). Nous pouvons émettre l'hypothèse que d'ajouter un protocole de réflexe d'étirement à un programme en EMS procurerait d'excellents gains pour tous les paramètres de puissance.

C'est en effet ce que nous démontre la recherche. Une étude par Maffiuletti et coll. (2002) démontra que l'entraînement en EMS et en plyométrie au cours de la même séance d'entraînement (répété 3 fois par semaine pendant 4 semaines) procura des gains à la fois pour le *CMJ* (8-10 %) et pour le saut à partir d'une position statique (21 %).

Les mêmes bénéfices peuvent être obtenus lorsque l'EMS et les pratiques sportives sont combinées, si le sport est de nature explosive (Malatesta et coll., 2003; Maffiuletti et coll. 2000).

Conclusion

L'EMS peut en effet augmenter la capacité d'un muscle à produire de la puissance. Cependant, puisque l'EMS est surtout de nature isométrique, ou presque, elle néglige le réflexe d'étirement inhérent à la production de puissance dynamique. Ainsi, pour s'assurer des plus grands bénéfices possible découlant de l'entraînement en EMS pour augmenter la puissance, des exercices isométriques devraient être utilisés concurremment.

Augmentation de la vitesse de course

Le simple fait que les athlètes tels Ben Johnson, Valery Borzov et Jerry Rice utilisent ou ont utilisé de façon extensive et intensive l'entraînement en EMS dans leur protocole de préparation physique en dit long sur l'impact potentiel de l'EMS sur l'amélioration de la vitesse. Cependant, aucune étude à ce jour n'à été faite sur l'impact de l'EMS sur la vitesse de course. Cela dit, puisque l'EMS améliore la force et la puissance, et qu'elle stimule surtout les fibres rapides, il semble évident que la vitesse de course puisse être améliorée avec l'entraînement en EMS.

Cependant, il faut tout de même être prudent et s'assurer de stimuler adéquatement tous les muscles impliqués dans le mouvement de course afin d'éviter de développer des déséquilibres musculaires, qui résulteraient en une diminution de la vitesse de course. Entraîner les quadriceps, droits fémoraux, ischiojambier, mollet et fessiers est nécessaire pour un effet d'entraînement maximal.

Récupération accrue et prévention de l'atrophie

L'EMS sous-tétanique (non maximal) utilisé de façon pulsatoire peut agir de façon similaire au massage sportif. Elle peut stimuler la circulation sanguine vers les muscles en créant un effet de congestion. Elle peut également provoquer un effet relaxant sur les muscles et aider à briser les adhésions entre les fibres musculaires.

Une méthode de récupération que je trouve particulièrement efficace est de boire une boisson contenant des protéines et des glucides et, 15 minutes après, de faire une séance de récupération avec EMS. Ceci apportera beaucoup d'acides aminés et de glucose aux muscles, accélérant la reconstruction et la surcompensation.

De plus, puisque l'EMS a été démontrée comme étant efficace pour les gains en hypertrophie et en force, elle peut être utilisée sur un muscle ou un groupe de muscles lorsque l'entraînement régulier n'est plus possible. Dans ce cas, l'EMS préviendra (ou diminuera de façon significative) l'atrophie musculaire résultant de l'inactivité, ce qui facilitera le retour de l'athlète une fois qu'il pourra recommencer l'entraînement régulier. Puisqu'elle est peu exigeante pour le SNC, elle peut également être utilisée par les athlètes en saison afin de prévenir la perte de masse et de capacités.

Stimulateurs

Il existe plusieurs types d'unités d'EMS. Je les classifie en trois catégories :

1. Modèles cliniques
2. Gadgets
3. Modèles préprogrammés

Les modèles cliniques offrent le plus de possibilités. Vous pouvez moduler chacune des caractéristiques du courant (fréquence, temps de contraction, temps de relaxation, forme de l'onde, etc.). Cependant, ces modèles peuvent être difficiles à utiliser pour quelqu'un n'ayant pas été formé pour utiliser l'EMS correctement, ce qui peut mener à des résultats sous-optimaux.

Les gadgets ne sont ni plus ni moins que les ceintures abdominales et autres trucs du genre, que vous pouvez voir dans les infopubs. Évidemment, ils ne valent pas la peine de vous rendre jusqu'au magasin pour vous les procurer!

J'aime bien les modèles préprogrammés. Ils incluent tout un arsenal de programmes d'entraînement pour lesquels les variables sont préréglées. Vous n'avez qu'à choisir votre programme et le niveau qui convient le plus à vos besoins, puis laissez l'appareil faire le boulot! Il s'agit là de la meilleure solution pour les athlètes puisque vous êtes certain d'avoir un programme qui utilise les bons ajustements. Cependant, ces modèles manquent de variabilité, ce qui peut déplaire aux individus ayant beaucoup d'expérience avec l'EMS.

Le modèle que j'emploie est le *Compex Sport US*. Compex est la meilleure marque disponible sur le marché et est très certainement la plus réputée. *Compex* offre plusieurs modèles, chacun avec ses propres programmes d'entraînement ainsi qu'un CD qui vous aidera à élaborer un programme d'entraînement selon vos besoins et selon votre situation actuelle. Nous pouvons également noter des marques telles *Sporecup*, qui sont équivalentes à *Compex* en matière d'efficacité.

Conclusion sur l'EMS

L'EMS fonctionne, cependant, ce n'est pas un substitut à l'entraînement régulier. Utilisée comme une méthode d'entraînement supplémentaire, elle procure plusieurs bénéfices qui peuvent être une mine d'or pour la plupart des athlètes. Comprenez cependant, comme l'a écrit Charlie Francis, que vous devez y mettre l'intensité! Vous devez utiliser une puissance à la limite du tolérable afin de retirer le maximum de votre appareil d'EMS. Si vous le faites, vous pouvez vous attendre à des gains rapides en force, puissance et hypertrophie.

Partie 8
Sujet spécial :
Exercices en force
explosive

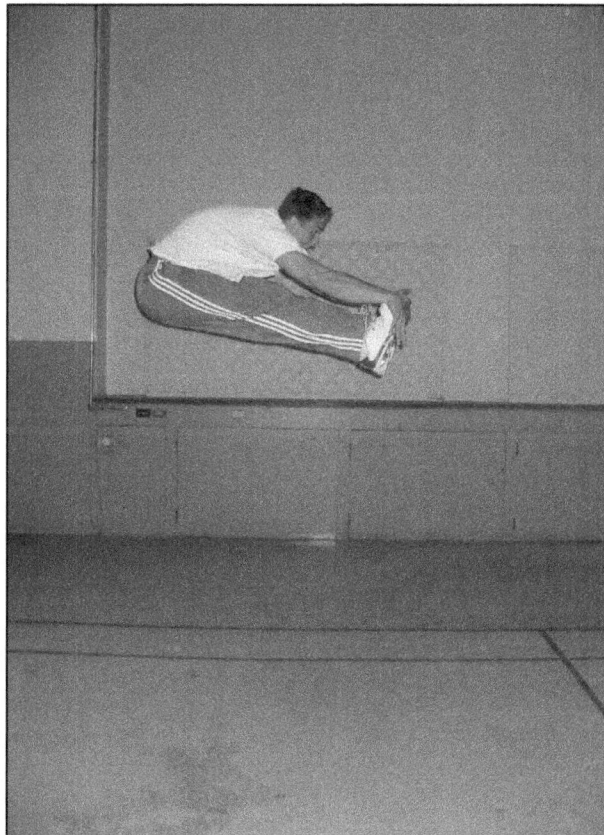

Exemples d'exercices pour pimenter
vos entraînements en puissance

Dans cette section, je vais présenter quelques bons exercices que vous pouvez utiliser afin d'augmenter votre capacité à absorber la force et faire preuve de force explosive. Évidemment, je ne couvrirai pas chaque exercice possible; si vous comprenez les principes de l'EAEC, vous pouvez élaborer plusieurs exercices vous-même. Ceux que je présenterai ici sont très efficaces et feront de vous un meilleur athlète!

1. *Depth push-ups*

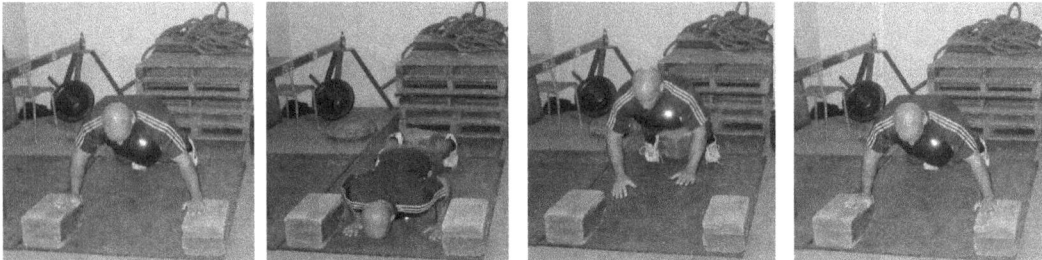

Exécution	1. Au départ, vos mains sont placées sur des blocs et les pieds sont sur le sol; votre corps est aligné.
	2. Retirez rapidement vos mains des blocs et laissez-vous tomber au sol.
	3. Dès que vos mains touchent le sol, propulsez-vous dans les airs avec une poussée puissante des bras.
	4. Atterrissez de nouveau sur les blocs.
Points clés	1. Gardez votre corps tendu, ne laissez pas vos hanches se creuser.
	2. En atterrissant au sol, vous devez briser la descente, ne vous laissez pas descendre vers le sol.
	3. Imaginez que le plancher est en feu, propulsez-vous dès que vous y touchez.
Capacités ciblées	1. Force réactive (absorption)
	2. Vitesse-force

	3. Force de départ
Région ciblée	Muscles de poussée du haut du corps

2. *Depth push-ups* avec pieds surélevés (version avancée)

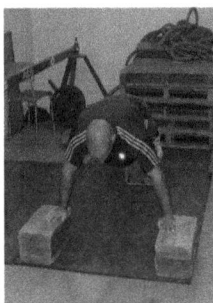

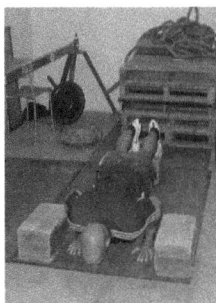

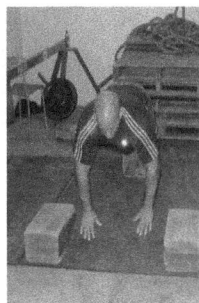

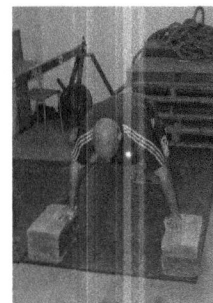

Exécution	1. Au départ, vos mains sont sur des blocs, et vos pieds sur un autre bloc; votre corps est aligné.
	2. Retirez rapidement vos mains des blocs et laissez-vous tomber au sol.
	3. Dès que vos mains touchent le sol, propulsez-vous dans les airs avec une poussée puissante des bras.
	4. Atterrissez de nouveau sur les blocs.
Points clés	1. Gardez votre corps tendu, ne laissez pas vos hanches se creuser.
	2. En atterrissant au sol, vous devez briser la descente, ne vous laissez pas descendre vers le sol.
	3. Imaginez que le plancher est en feu, propulsez-vous dès que vous y touchez.
	4. Vos pieds demeurent sur le bloc en tout temps.
Capacités ciblées	1. Force réactive (absorption)
	2. Vitesse-force
	3. Force de départ
Région ciblée	Muscles de poussée du haut du corps

3. Développé couché balistique

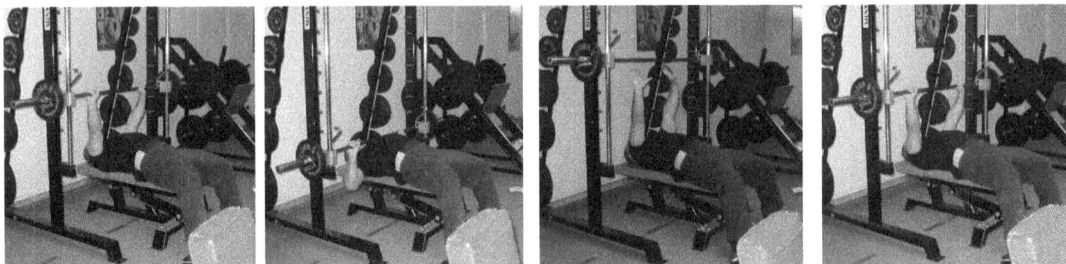

Exécution	1. Couchez-vous sur le banc (à la Smith Machine) et tenez la barre À bout de bras, prise à la largeur des épaules. 2. Abaissez la barre à la poitrine très rapidement. 3. Aussitôt que vous parvenez à la position la plus basse du mouvement, lancez la barre dans les airs. 4. Attrapez la barre avec les bras tendus.
Points clés	1. Gardez votre corps stable; seuls les bras sont utilisés dans ce mouvement. 2. Minimisez au maximum le temps de transition. Immédiatement après que la barre ait atteint la poitrine, vous devez lancer la barre rapidement dans les airs, n'attendez pas! 3. Utilisez 10-25 % de votre charge maximale au développé couché.
Capacités ciblées	1. Vitesse-force 2. Force de départ 3. Force réactive (revirement de l'eccentrique vers le concentrique)
Région ciblée	Muscles de poussée du haut du corps

4. *Depth jumps* avant arrière

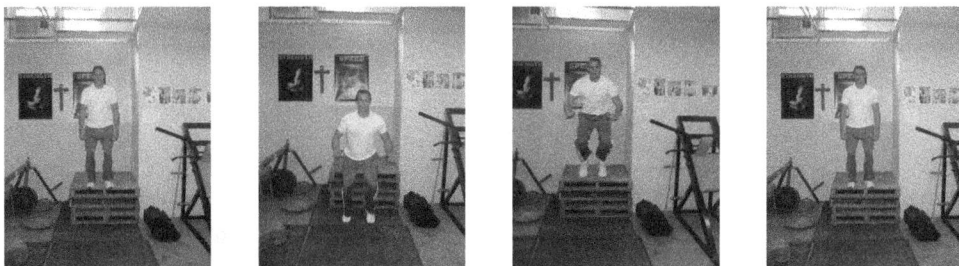

Exécution	1. Debout sur une boîte ou un banc (0.5-1.0m). Les genoux sont fléchis à l'angle que vous aurez choisi de travailler (atterrissage haut : quadriceps; atterrissage moyen : ischiojambiers; atterrissage bas : fessiers). 2. Laissez-vous tomber de la boîte (ne sautez pas) en conservant le même angle des genoux. 3. Atterrissez au sol avec le même angle de genoux qu'à la position de départ. 4. Sautez sur la boîte dès que vos pieds touchent le plancher.
Points clés	1. Gardez le même angle des genoux. 2. Ne laissez pas les talons toucher le sol. 3. Le plancher est en feu! Sautez aussi rapidement que vous pouvez.
Capacités ciblées	1. Force réactive 2. Force de départ 3. Vitesse-force
Région ciblée	Muscles du bas du corps

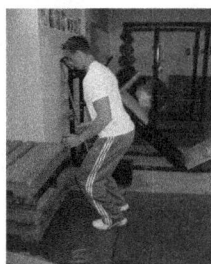

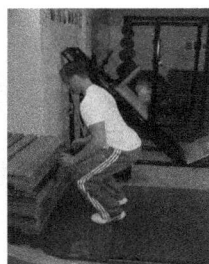

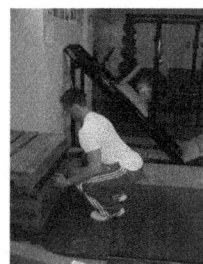

Atterrissage élevé   **Atterrissage moyen**   **Atterrissage bas**

Position d'atterrissage pour le *depth jump*. Notez que vous atterrissez directement dans ces positions. <u>N'atterrissez pas</u> pour ensuite vous accroupir afin d'atteindre la position voulue.

5. *Depth jumps* d'arrière à avant

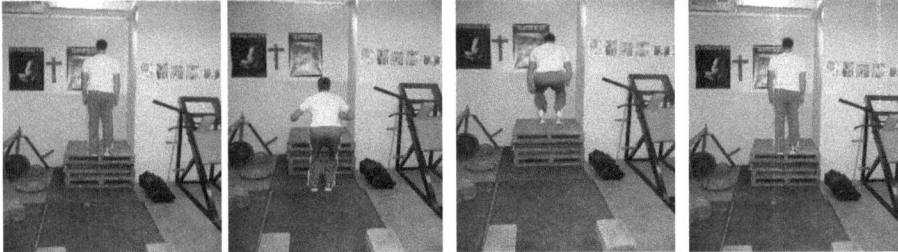

Exécution	1. Debout sur une boîte ou un banc (0.5-1.0m). Les genoux sont fléchis à l'angle que vous aurez choisi de travailler (atterrissage haut: quadriceps; atterrissage moyen: ischiojambiers; atterrissage bas: fessiers). 2. Laissez-vous tomber de la boîte (ne sautez pas) en conservant le même angle des genoux. 3. Atterrissez au sol avec le même angle de genoux qu'à la position de départ. 4. Sautez sur la boîte dès que vos pieds touchent le plancher.
Points clés	1. Gardez le même angle des genoux. 2. Ne laissez pas les talons toucher le sol. 3. Le plancher est en feu! Sautez aussi rapidement que vous pouvez.
Capacités ciblées	1. Force réactive 2. Force de départ 3. Vitesse-force
Région ciblée	Muscles du bas du corps

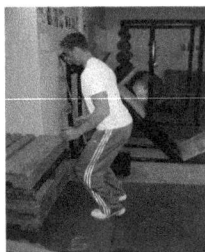

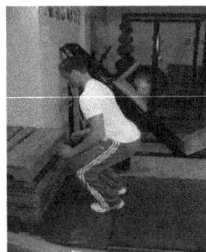

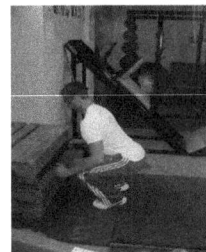

| Atterrissage élevé | Atterrissage moyen | Atterrissage bas |

Position d'atterrissage pour le *depth jump*. Notez que vous atterrissez directement dans ces positions. N'atterrissez pas pour ensuite vous accroupir afin d'atteindre la position voulue.

6. *Jump squat*

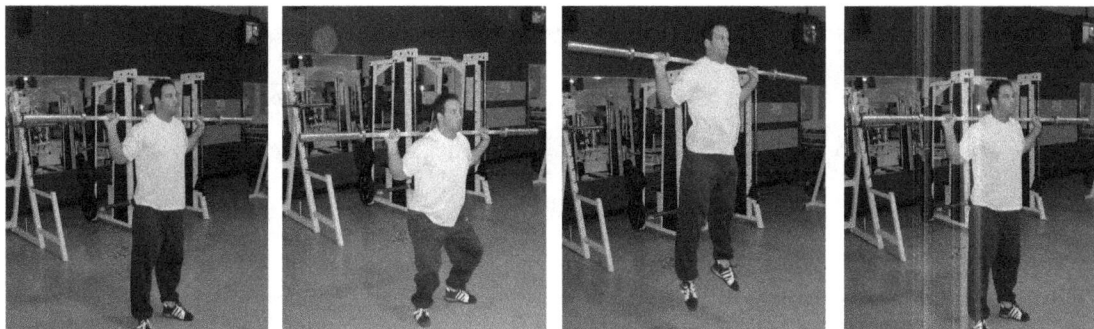

Exécution	1. Tenez-vous debout avec une barre sur les épaules (comme si vous alliez faire un accroupissement régulier). 2. Descendez rapidement en position de quart de *squat*. 3. Dès que vous atteignez la position de quart de *squat*, sautez directement dans les airs. 4. Atterrissez solidement et prenez le temps de vous repositionner correctement avant la prochaine répétition.
Points clés	1. Gardez le tronc droit. Ce sont les jambes qui doivent faire le travail et non pas la région lombaire ! 2. Temps de transition minimal. 3. Sautez en ligne droite vers le haut. 4. Utilisez une charge équivalente à 15-35 % de votre *squat* maximal.
Capacités ciblées	1. Vitesse-force 2. Force de départ
Région ciblée	Muscles du bas du corps

7. Séries de *jump squat*

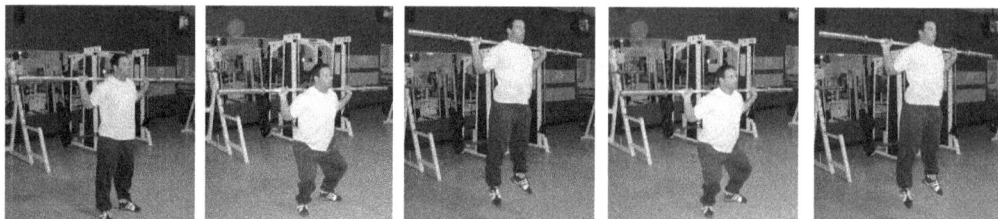

Exécution	1. Tenez-vous debout avec une barre sur les épaules (comme si vous alliez faire un accroupissement régulier). 2. Descendez rapidement en position de quart de *squat*. 3. Dès que vous atteignez la position de quart de *squat*, sautez directement dans les airs. 4. Atterrissez en position de quart de squat et sautez à nouveau directement dans les airs.
Points clés	1. Gardez le tronc droit. Ce sont les jambes qui doivent faire le travail et non pas la région lombaire! 2. Temps de transition minimal. 3. Sautez en ligne droite vers le haut. 4. Utilisez une charge équivalente à 15-35 % de votre *squat* maximal.
Capacités ciblées	1. Vitesse-force 2. Force de départ 3. Force réactive
Région ciblée	Muscles du bas du corps

8. *Jump squat* isobalistique

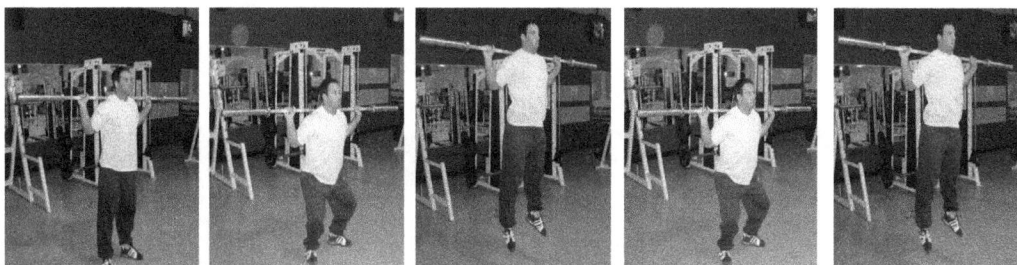

Pause de 3-10 secondes   Pause de 3-10 secondes

Exécution	1. Tenez-vous debout avec une barre sur les épaules (comme si vous alliez faire un accroupissement régulier). 2. Descendez rapidement en position de quart de *squat*. 3. Faites une pause de 3 à 10 secondes dans la position de quart de squat, ensuite sautez. 4. Atterrissez directement en position de quart de squat et faites une pause de 3-10 secondes.
Points clés	1. Gardez le tronc droit. Ce sont les jambes qui doivent faire le travail et non pas la région lombaire! 2. Gardez une position solide pendant la pause isométrique. 3. Sautez en ligne droite vers le haut. 4. Utilisez une charge équivalente à 10-25 % de votre *squat* maximal.
Capacités ciblées	1. Force de départ 2. Vitesse-force
Région ciblée	Muscles du bas du corps

9. *Jump squat* sur une boîte (très avancé)

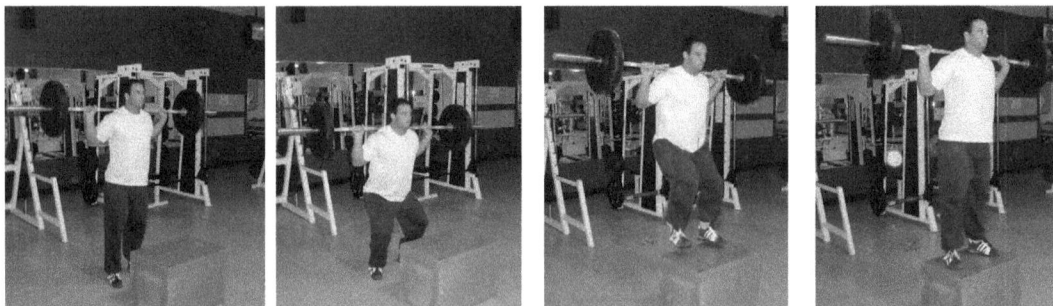

Exécution	1. Tenez-vous debout avec une barre sur les épaules (comme si vous alliez faire un accroupissement régulier). Une boîte ou un bloc se trouve environ 1 pied devant vous. 2. Descendez rapidement en position de quart de *squat*. 3. Dès que vous atteignez la position de quarter squat, sautez sur la boîte ou le bloc. 4. Atterrissez solidement sur la boîte ou le bloc, et <u>descendez</u> (**ne vous laissez pas tomber!**).
Points clés	1. Gardez le tronc droit. Ce sont les jambes qui doivent faire le travail et non pas la région lombaire! 2. Temps de transition minimal. 3. Utilisez une charge équivalente à 10-25 % de votre *squat* maximal.
Capacités ciblées	1. Force de départ 2. Vitesse-force 3. Force réactive
Région ciblée	Muscles du bas du corps

10. Fentes-cisaux (*Cissor split*)

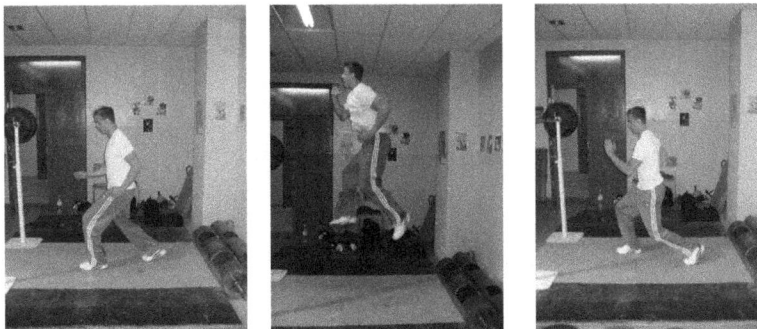

Exécution	1. Placez-vous en position de fente, sans descendre très bas. Un pied devant, un pied derrière. Vos bras devraient être en position inverse (position de course). 2. Sautez en l'air aussi haut que possible. 3. Échangez la position de vos jambes alors que vous êtes dans les airs. 4. Atterrissez solidement en position de fente haute.
Points clés	1. Gardez le tronc droit. Ce sont les jambes qui doivent faire le travail et non pas la région lombaire! 2. Échangez la position de vos jambes le plus rapidement possible. 3. Sautez en l'air en ligne droite aussi haut que possible.
Capacités ciblées	1. Force de départ 2. Vitesse-force 3. Force réactive
Région ciblée	Muscles du bas du corps

11. Fentes sautées

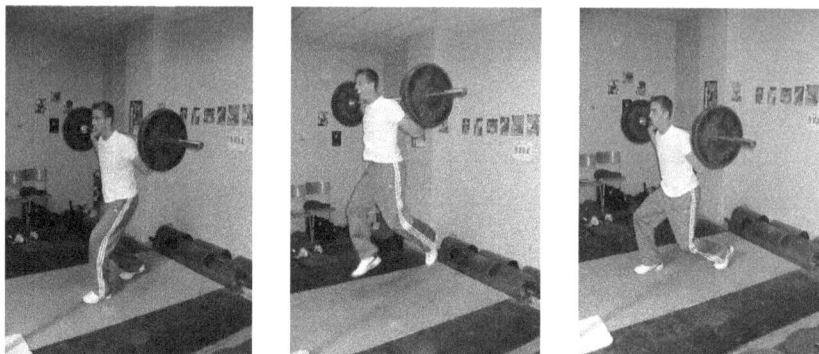

Exécution	1. Placez-vous en position de fente, sans descendre très bas. Un pied devant, un pied derrière. Vos bras devraient être en position inverse (position de course). 2. Sautez en l'air aussi haut que possible. 3. Échangez la position de vos jambes alors que vous êtes dans les airs. 4. Atterrissez solidement en position de fente haute.
Points clés	1. Gardez le tronc droit. Ce sont les jambes qui doivent faire le travail et non pas la région lombaire! 2. Échangez la position de vos jambes le plus rapidement possible. 3. Sautez en l'air en ligne droite aussi haut que possible. 4. Utilisez 10-25 % de votre charge maximale au *squat*, ou 30-40 % de votre maximum aux fentes.
Capacités ciblées	1. Force de départ 2. Vitesse-force 3. Force réactive 4. Force-vitesse
Région ciblée	Muscles du bas du corps

12. Saut de squat bulgare à une jambe

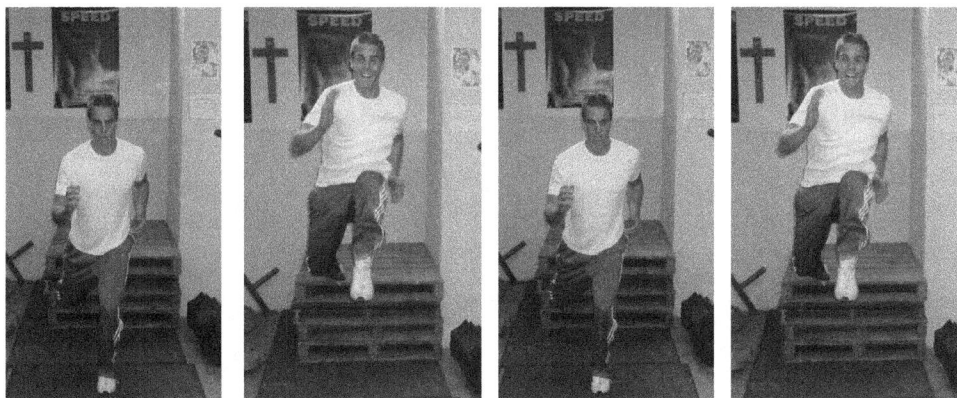

Exécution	1. Tenez-vous debout, le pied avant sur le sol (angle du genou de 45-90 degrés), le pied arrière sur une boîte. 2. En utilisant uniquement la jambe au plancher, sautez aussi haut que possible. 3. Dans les airs, tentez de soulever votre jambe en activant les fléchisseurs de la hanche. 4. Sautez immédiatement lorsque vous atterrissez.
Points clés	1. Gardez le tronc droit. Ce sont les jambes qui doivent faire le travail et non pas la région lombaire! 2. Concentrez-vous à soulever la jambe travaillée, sans fléchir le tronc vers le sol. 3. Sautez en l'air en ligne droite aussi haut que possible. 4. Sautez dès que vous touchez au plancher, an minimisant le temps de contact avec le sol.
Capacités ciblées	1. Force de départ 2. Force réactive 3. Vitesse-force

Région ciblée	Muscles du bas du corps

13. Sauts *step-up*

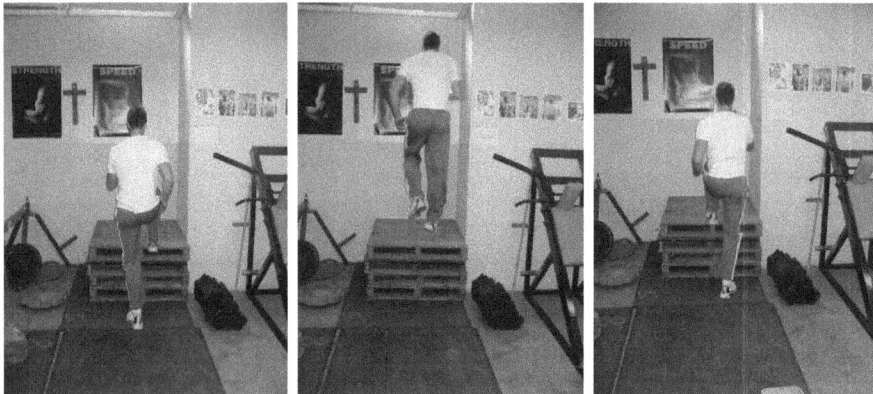

Exécution	1. Tenez-vous debout, le pied devant sur une boîte, le pied arrière au sol. Vos bras devraient être en position inverse (position de course).
	2. Sautez en l'air en ligne droite aussi haut que possible.
	3. Échangez la position de vos jambes alors que vous êtes dans les airs.
	4. Atterrissez solidement avec une jambe (opposée à celle de la position de départ) sur la boîte et l'autre jambe au sol.
	5. Sautez immédiatement lorsque vous atterrissez.
Points clés	1. Gardez le tronc droit. Ce sont les jambes qui doivent faire le travail et non pas la région lombaire!
	2. Échangez la position de vos jambes le plus rapidement possible.
	3. Sautez en l'air en ligne droite aussi haut que possible.
Capacités ciblées	1. Force de départ
	2. Force réactive
	3. Vitesse-force

Région ciblée	Muscles du bas du corps

14. Sauts assis

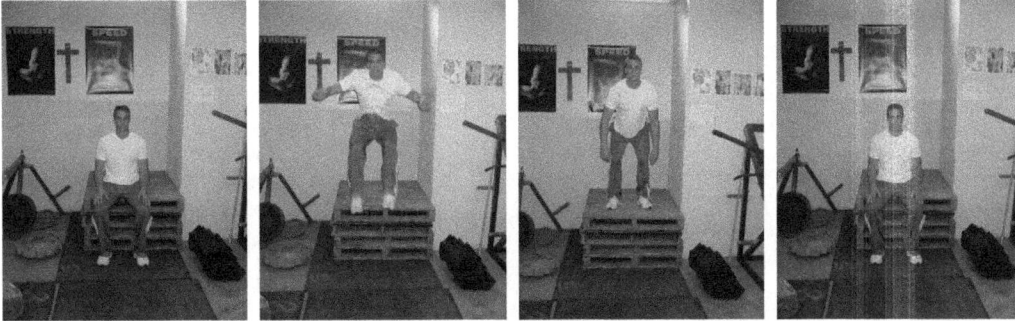

Exécution	1. Asseoyez-vous sur une boîte d'une hauteur permettant un angle de départ d'environ 90 degrés au niveau des genoux. 2. En n'utilisant que vos jambes (en déplaçant le moins possible votre centre de gravité vers l'avant), vous sautez puis revenez sur la boîte. 3. Atterrissez solidement sur la boîte et rasseyez-vous.
Points clés	1. Gardez le tronc droit. Ce sont les jambes qui doivent faire le travail et non pas la région lombaire ! 2. N'utilisez que vos jambes pour sauter; minimisez l'action des bras ainsi que le déplacement du centre de gravité. 3. Sautez aussi haut que possible.
Capacités ciblées	1. Force de départ 2. Vitesse-force
Région ciblée	Muscles du bas du corps

15. Saut pour fléchisseurs de la hanche

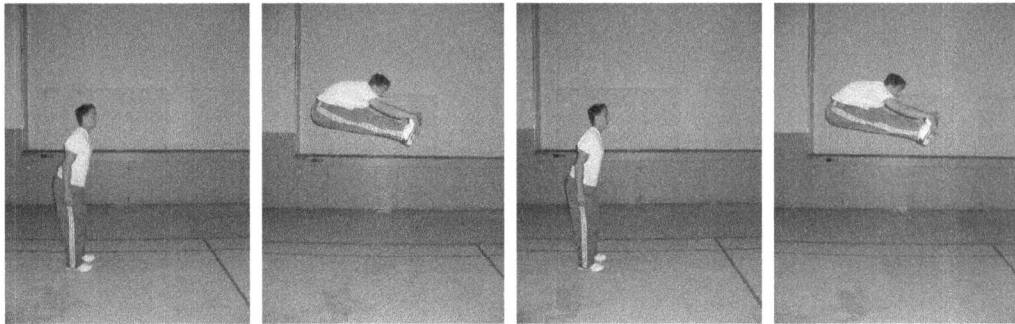

Exécution	1. Tenez-vous debout, bien droit. 2. Descendez en position de quart de *squat* et sautez le plus haut possible. 3. Dans les airs, contractez vos fléchisseurs de la hanche et vos fléchisseurs du tronc afin d'amener vos jambes vers le haut et votre tronc vers cos jambes; essayez de toucher vos pieds. (Note : <u>une version pour débutant peut être faite avec les jambes fléchies au lieu de droites</u>). 4. Redressez-vous, atterrissez sur les pieds et ressautez immédiatement.
Points clés	1. Sautez aussi haut que possible. 2. Contractez vos fléchisseurs de la hanche et fléchisseurs du tronc <u>aussi rapidement et solidement</u> que possible!
Capacités ciblées	1. Force de départ 2. Vitesse-force 3. Force réactive
Région ciblée	Muscles du bas du corps (excellent pour les fléchisseurs de la hanche ainsi que pour améliorer la fréquence d'enjambée). Muscles du tronc.

16. Atterrissage à une jambe (boîte basse)

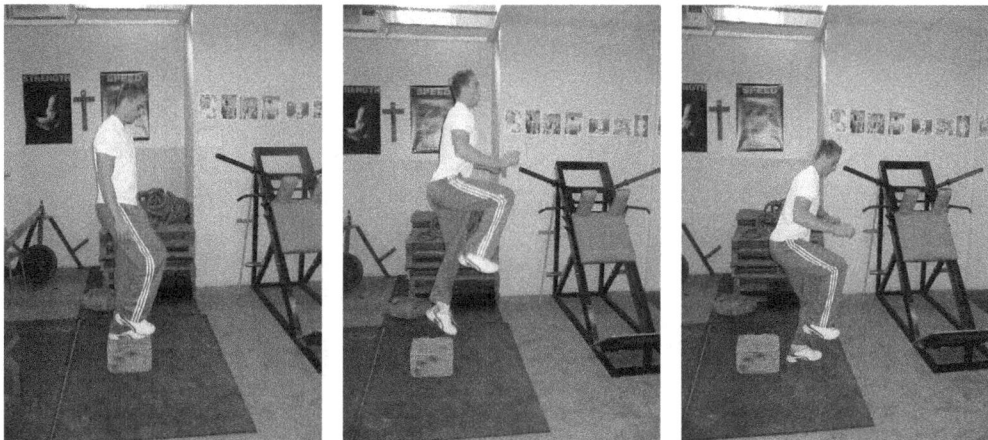

Exécution	1. Tenez-vous debout sur une jambe sur une boîte basse (6-12 ”). 2. Laissez-vous tomber de la boîte (une légère poussée de la cheville est acceptable). 3. Atterrissez solidement au sol. En atterrissant, vous devez briser la descente, ce qui signifie que votre corps ne devrait pas « tomber » lorsque vous prenez contact avec le sol. 4. Maintenez la position en équilibre pendant 5-30 secondes.
Points clés	1. Brisez la descente!!! 2. Gardez un équilibre parfait en tout temps.
Capacités ciblées	1. Force réactive 2. Force de départ * Excellent pour développer la capacité d'absorption de la force.
Région ciblée	Muscles du bas du corps

17. Atterrissage à une jambe (boîte haute / avancé)

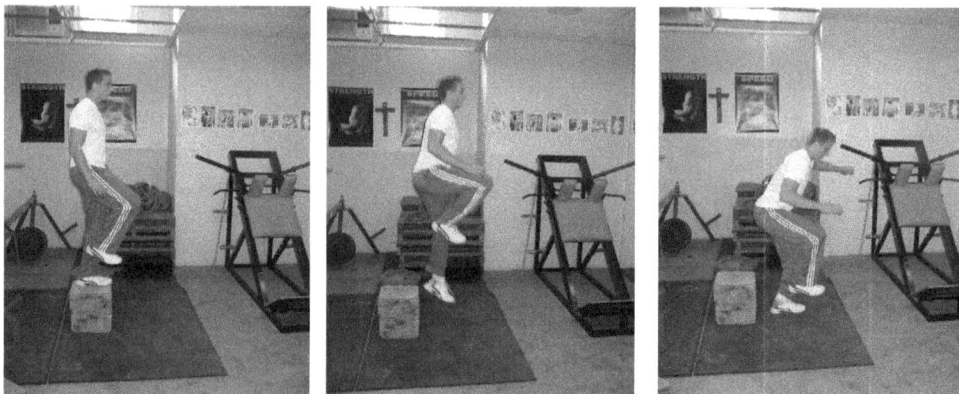

Exécution	1. Tenez-vous debout sur une jambe sur une boîte basse (18-24 ").
	2. Laissez-vous tomber de la boîte (une légère poussée de la cheville est acceptable).
	3. Atterrissez solidement au sol. En atterrissant, vous devez briser la descente, ce qui signifie que votre corps ne devrait pas « tomber » lorsque vous prenez contact avec le sol.
	4. Maintenez la position en équilibre pendant 5-30 secondes.
Points clés	1. Brisez la descente!!!
	2. Gardez un équilibre parfait en tout temps.
Capacités ciblées	1. Force réactive
	2. Force de départ
	* Excellent pour développer la capacité d'absorption de la force.
Région ciblée	Muscles du bas du corps

18. Atterrissage à une jambe en position de sprint (boîte basse)

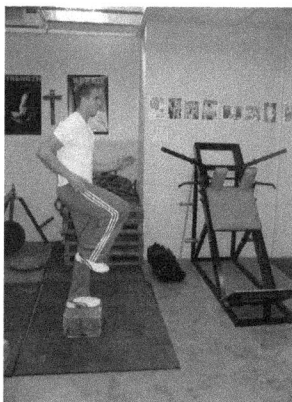

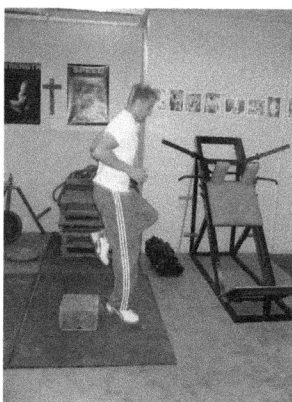

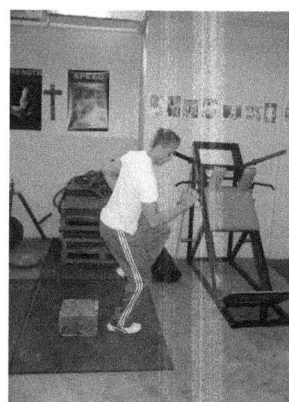

Exécution	1. Tenez-vous debout sur une jambe sur une boîte basse (18-24 "). 2. Laissez-vous tomber de la boîte (une légère poussée de la cheville est acceptable). En tombant, échangez la position des jambes et des bas. 3. Atterrissez solidement au sol. En atterrissant, vous devez briser la descente, ce qui signifie que votre corps ne devrait pas « tomber » lorsque vous prenez contact avec le sol. 4. Maintenez la position en équilibre pendant 5-30 secondes.
Points clés	1. Brisez la descente!!! 2. Gardez un équilibre parfait en tout temps.
Capacités ciblées	1. Force réactive 2. Force de départ * Excellent pour développer la capacité d'absorption de la force.
Région ciblée	Muscles du bas du corps

19. Atterrissages `haute altitude (très avancé!!!)

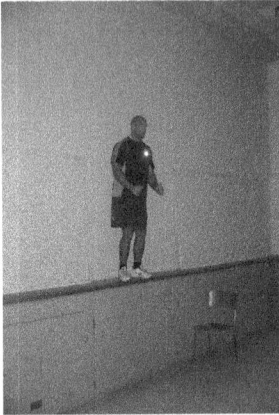

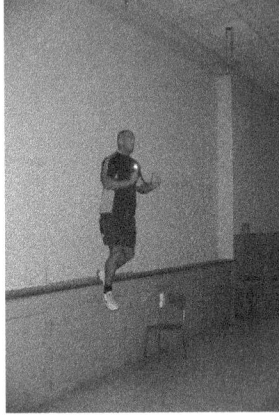

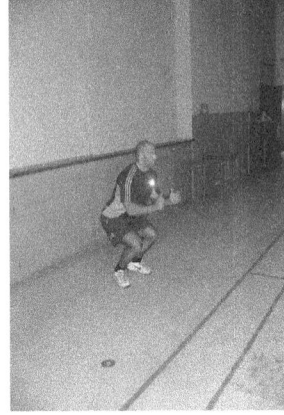

Exécution	1. Tenez-vous debout sur une surface surélevée (1.2-1.7m). 2. Laissez-vous tomber de la boîte (une légère poussée de la cheville est acceptable). 3. Atterrissez solidement au sol. En atterrissant, vous devez briser la descente, ce qui signifie que votre corps ne devrait pas « tomber » lorsque vous prenez contact avec le sol. 4. Maintenez la position en équilibre pendant 5-30 secondes.
Points clés	1. Brisez la descente!!! 2. Gardez un équilibre parfait en tout temps.
Capacités ciblées	1. Force réactive 2. Force de départ * Excellent pour développer la capacité d'absorption de la force.
Région ciblée	Muscles du bas du corps

20. *Push-ups* rebond avec tout le corps

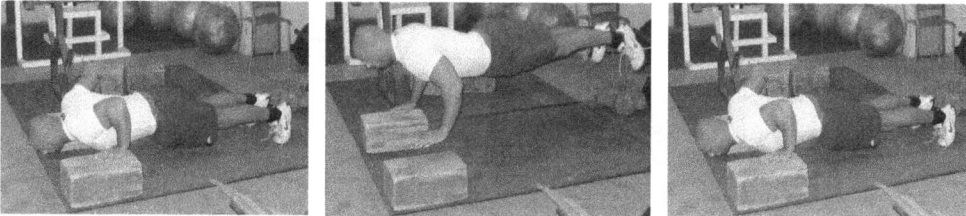

Exécution	1. Au départ, vos mains sont placées sur des blocs et les pieds sont au sol, votre corps est aligné. Vos bras sont fléchis au maximum afin d'étirer les pectoraux au maximum. 2. En utilisant les bras et les jambes, propulsez-vous dans les airs. Les bras doivent être gardés légèrement fléchis. Le corps doit être aligné et parallèle au plancher à son point le plus haut. 3. Atterrissez avec les mains sur les blocs et les pieds au sol. Vos mains et vos pieds doivent atterrir en même temps et vous devez atterrir avec les bras fléchis (position de départ). 4. Rebondissez vers le haut dès que vous atterrissez.
Points clés	1. Gardez votre corps tendu et aligné en tout temps, ne laissez pas vos hanches se creuser. 2. Vous devez rebondir dès que vous atterrissez.
Capacités ciblées	1. Force réactive (absorption) 2. Force de départ
Région ciblée	Muscles de poussée du haut du corps

21. *Push-ups* rebond et attrape avec tout le corps

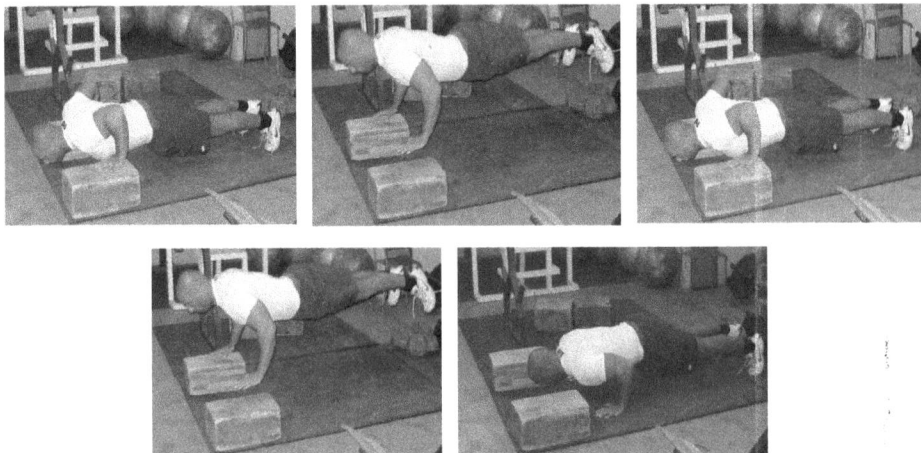

Exécution	1. Au départ, vos mains sont placées sur des blocs et les pieds sont au sol, votre corps est aligné. Vos bras sont fléchis au maximum afin d'étirer les pectoraux au maximum. 2. En utilisant les bras et les jambes, propulsez-vous dans les airs. Les bras doivent être gardés légèrement fléchis. Le corps doit être aligné et parallèle au plancher à son point le plus haut. 3. Atterrissez avec les mains sur les blocs et les pieds au sol. Vos mains et vos pieds doivent atterrir en même temps et vous devez atterrir avec les bras fléchis (position de départ). 4. Rebondissez vers le haut dès que vous atterrissez. 5. À la dernière répétition, propulsez-vous dans les airs et brisez la descente avec les bras fléchis à 90 degrés. Maintenez la position pendant 10-30 secondes.
Points clés	1. Gardez votre corps tendu et aligné en tout temps, ne laissez pas vos hanches se creuser. 2. Vous devez rebondir dès que vous atterrissez. 3. Brisez la descente à la dernière répétition et maintenez la position sans creuser les hanches.

Capacités ciblées	1. Force réactive (absorption)
	2. Force de départ
Région ciblée	Muscles de poussée du haut du corps

22. *Push-ups* isobalistiques

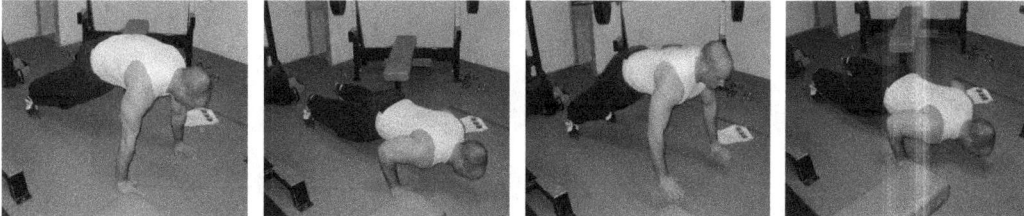

Exécution	1. Au départ, vos mains et vos pieds sont sur le plancher en position de *push-up* régulier.
	2. Laissez-vous descendre en position de demi *push-up*.
	3. Alors que vos coudes atteignent l'angle de 90 degrés, propulsez-vous immédiatement dans les airs en utilisant seulement vos bras.
	4. Atterrissez avec les coudes à 90 degrés et maintenez la position pendant 3 à 5 secondes avant de faire une autre répétition.
Points clés	1. Gardez votre corps tendu; ne laissez pas les hanches creuser.
	2. En atterrissant, vous devez briser la descente, ne vous laissez pas descendre vers le sol.
Capacités ciblées	1. Force réactive (absorption)
	2. Vitesse-force
	3. Force de départ
Région ciblée	Muscles de poussée du haut du corps

23. *Power clean from floor*

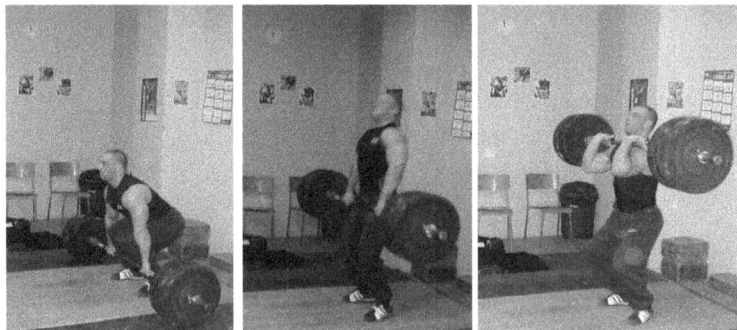

Exécution	1. Les pieds sont à la largeur des hanches, les orteils pointés légèrement vers l'extérieur. Les jambes sont légèrement fléchies aux genoux (environ 100-120 degrés). Le tronc est fléchi, le dos est solidement arqué. Les épaules sont devant la barre. Les bras sont tendus. Les trapèzes sont étirés. Le regard est droit devant. Attrapez la barre avec une prise de la largeur des épaules. 2. Du plancher aux genoux, soulevez la barre avec contrôle tout en gardant l'angle du tronc fixe. 3. À partir des genoux, explosez vers le haut au moyen d'une puissante extension des jambes et du dos. La barre devrait être gardée près du corps en tout temps. Les trapèzes contractent avec force pour accélérer la barre davantage. 4. Attrapez la barre en position de quart de squat, sur les épaules alors que vous placez rapidement vos bras en dessous.
Points clés	1. Pensez à la position de plage : bas du dos arqué, poitrine en dehors et épaules rejetées vers l'arrière en tout temps 2. Le mouvement devient pratiquement un saut à partir de la mi-cuisse. 3. Gardez la barre près du corps en tout temps.
Capacités ciblées	1. Force-vitesse 2. Vitesse-force 3. Force limite 4. Force réactive

Région ciblée	Le corps en entier

24. *Power snatch from floor*

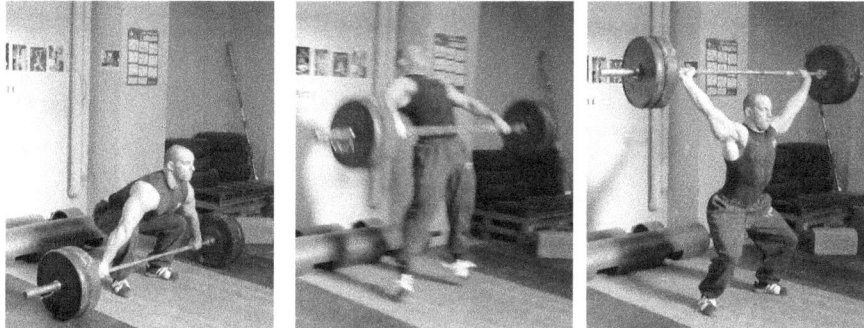

Exécution	1. Les pieds sont à la largeur des hanches, les orteils pointés légèrement vers l'extérieur. Les jambes sont légèrement fléchies aux genoux (environ 90-110 degrés). Le tronc est fléchi, le dos est solidement arqué. Les épaules sont devant la barre. Les bras sont tendus. Les trapèzes sont étirés. Le regard est droit devant. Attrapez la barre avec une prise de la largeur des épaules. 2. Du plancher aux genoux, soulevez la barre avec contrôle tout en gardant l'angle du tronc fixe. 3. À partir des genoux, explosez vers le haut au moyen d'une puissante extension des jambes et du dos. La barre devrait être gardée près du corps en tout temps. Les trapèzes contractent avec force pour accélérer la barre davantage. 4. Attrapez la barre en position de quart de squat. Tirez la barre au dessus de la tête en un seul mouvement, <u>ne la poussez pas</u> comme lors d'un levé militaire. Vous devez attraper la barre avec les bras tendus.
Points clés	1. Pensez à la position de plage : bas du dos arqué, poitrine en dehors et épaules rejetées vers l'arrière en tout temps 2. Le mouvement devient pratiquement un saut à partir de la mi-cuisse. 3. Gardez la barre près du corps en tout temps.
Capacités ciblées	1. Force-vitesse 2. Vitesse-force 3. Force limite

	4. Force réactive
Région ciblée	Le corps en entier

25. *Power clean from blocs*

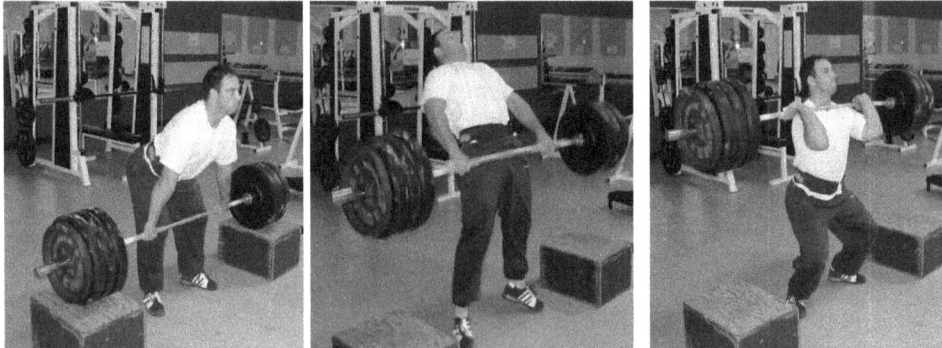

Exécution	1. La barre repose sur des blocs à la hauteur des genoux. Les pieds sont à la largeur des hanches, les orteils pointés légèrement vers l'extérieur. . Les jambes sont légèrement fléchies aux genoux (environ 130-140 degrés). Le tronc est fléchi, le dos est solidement arqué. Les épaules sont devant la barre. Les bras sont tendus. Les trapèzes sont étirés. Le regard est droit devant. Attrapez la barre avec une prise de la largeur des épaules.

2. À la hauteur des genoux, explosez vers le haut au moyen d'une extension puissante des jambes et du dos. La barre devrait être maintenue près du corps en tout temps. Les trapèzes contractent avec force pour accélérer la barre davantage.

3. Attrapez la barre en position de quart de squat, sur les épaules alors que vous placez rapidement vos bras en dessous. |
| **Points clés** | 1. Pensez à la position de plage : bas du dos arqué, poitrine en dehors et épaules rejetées vers l'arrière en tout temps

2. Le mouvement devient pratiquement un saut à partir de la mi-cuisse.

3. Gardez la barre près du corps en tout temps. |
| **Capacités ciblées** | 1. Force-vitesse

2. Vitesse-force

3. Force limite

4. Force réactive

5. Force de départ |

Région ciblée	Le corps en entier

26. *Power snatch from blocs*

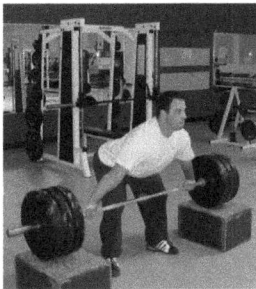

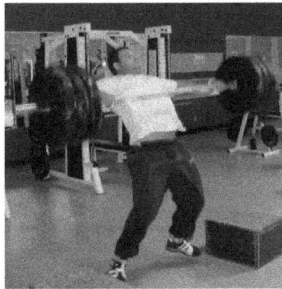

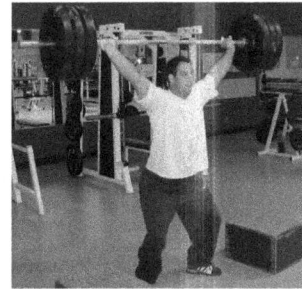

Exécution	1. La barre repose sur des blocs à la hauteur des genoux. Les pieds sont à la largeur des hanches, les orteils pointés légèrement vers l'extérieur. . Les jambes sont légèrement fléchies aux genoux (environ 130-140 degrés). Le tronc est fléchi, le dos est solidement arqué. Les épaules sont devant la barre. Les bras sont tendus. Les trapèzes sont étirés. Le regard est droit devant. Attrapez la barre avec une prise de la largeur des épaules. 2. À partir des genoux, explosez vers le haut au moyen d'une puissante extension des jambes et du dos. La barre devrait être gardée près du corps en tout temps. Les trapèzes contractent avec force pour accélérer la barre davantage. 3. Attrapez la barre en position de quart de squat. Tirez la barre au dessus de la tête en un seul mouvement, <u>ne la poussez pas</u> comme lors d'un levé militaire. Vous devez attraper la barre avec les bras tendus.
Points clés	1. Pensez à la position de plage : bas du dos arqué, poitrine en dehors et épaules rejetées vers l'arrière en tout temps 2. Le mouvement devient pratiquement un saut à partir de la mi-cuisse. 3. Gardez la barre près du corps en tout temps.
Capacités ciblées	1. Force-vitesse 2. Vitesse-force 3. Force limite 4. Force réactive

	5. Force de départ
Région ciblée	Le corps en entier

27. *Power clean from the hang*

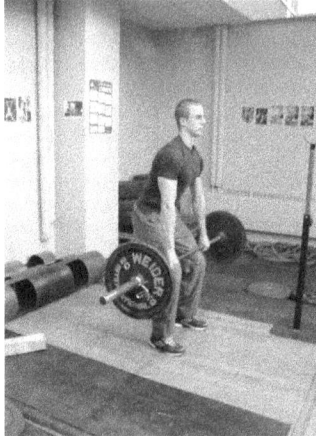

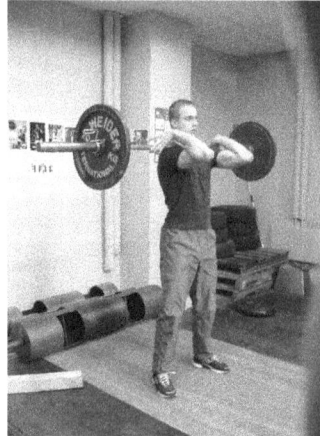

Exécution	1. La barre est à la hauteur des genoux alors que l'athlète la maintient. Les pieds sont à la largeur des hanches, les orteils pointés légèrement vers l'extérieur. . Les jambes sont légèrement fléchies aux genoux (environ 130-140 degrés). Le tronc est fléchi, le dos est solidement arqué. Les épaules sont devant la barre. Les bras sont tendus. Les trapèzes sont étirés. Le regard est droit devant. Attrapez la barre avec une prise de la largeur des épaules. 2. À partir des genoux, explosez vers le haut au moyen d'une puissante extension des jambes et du dos. La barre devrait être gardée près du corps en tout temps. Les trapèzes contractent avec force pour accélérer la barre davantage. 3. Attrapez la barre en position de quart de squat, sur les épaules alors que vous placez rapidement vos bras en dessous.
Points clés	1. Pensez à la position de plage : bas du dos arqué, poitrine en dehors et épaules rejetées vers l'arrière en tout temps 2. Le mouvement devient pratiquement un saut à partir de la mi-cuisse. 3. Gardez la barre près du corps en tout temps.
Capacités ciblées	1. Force-vitesse 2. Vitesse-force 3. Force limite 4. Force réactive 5. Force de départ

Région ciblée	Le corps en entier

28. *Power snatch from the hang*

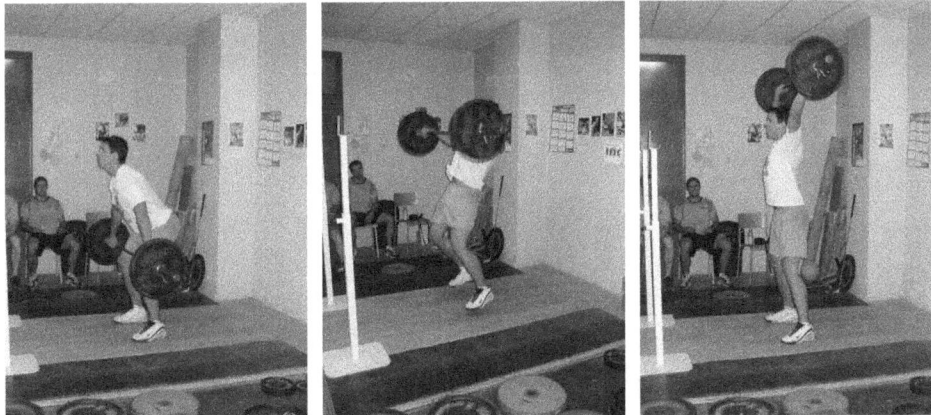

Exécution	1. La barre est à la hauteur des genoux alors que l'athlète la maintient. Les pieds sont à la largeur des hanches, les orteils pointés légèrement vers l'extérieur. . Les jambes sont légèrement fléchies aux genoux (environ 130-140 degrés). Le tronc est fléchi, le dos est solidement arqué. Les épaules sont devant la barre. Les bras sont tendus. Les trapèzes sont étirés. Le regard est droit devant. Attrapez la barre avec une prise de la largeur des épaules. 2. À partir des genoux, explosez vers le haut au moyen d'une puissante extension des jambes et du dos. La barre devrait être gardée près du corps en tout temps. Les trapèzes contractent avec force pour accélérer la barre davantage. 3. Attrapez la barre en position de quart de squat. Tirez la barre au dessus de la tête en un seul mouvement, <u>ne la poussez pas</u> comme lors d'un levé militaire. Vous devez attraper la barre avec les bras tendus.
Points clés	1. Pensez à la position de plage : bas du dos arqué, poitrine en dehors et épaules rejetées vers l'arrière en tout temps 2. Le mouvement devient pratiquement un saut à partir de la mi-cuisse. 3. Gardez la barre près du corps en tout temps.
Capacités ciblées	1. Force-vitesse 2. Vitesse-force 3. Force limite 4. Force réactive

	5. Force de départ
Région ciblée	Le corps en entier

29. *Power shrugs*

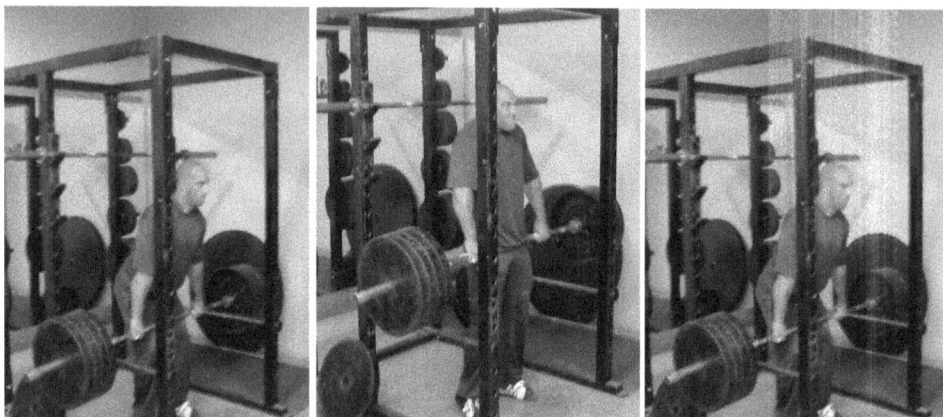

Exécution	1. La barre est à la hauteur des genoux, sur des blocs ou sur les supports dans la cage d'entraînement (*power rack*). Les pieds sont à la largeur des hanches, les orteils pointés légèrement vers l'extérieur. . Les jambes sont légèrement fléchies aux genoux (environ 130-140 degrés). Le tronc est fléchi, le dos est solidement arqué. Les épaules sont devant la barre. Les bras sont tendus. Les trapèzes sont étirés. Le regard est droit devant. Attrapez la barre avec une prise de la largeur des épaules. 2. À partir des genoux, explosez vers le haut au moyen d'une puissante extension des jambes et du dos. La barre devrait être gardée près du corps en tout temps. Les trapèzes contractent avec force pour accélérer la barre davantage. 3. Maintenez la position contractée pendant 2-3 secondes, retournez ensuite la barre sur les blocs / supports.
Points clés	1. Pensez à la position de plage : bas du dos arqué, poitrine en dehors et épaules rejetées vers l'arrière en tout temps 2. Le mouvement devient pratiquement un saut à partir de la mi-cuisse. 3. Gardez la barre près du corps en tout temps.
Capacités ciblées	1. Force-vitesse 2. Force limite 3. Force de départ
Région ciblée	Le corps en entier

30. Sauts de patin latéraux avec résistance

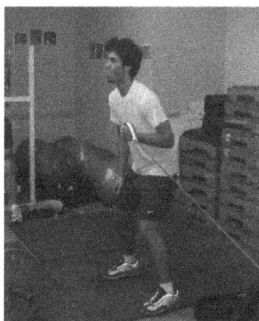

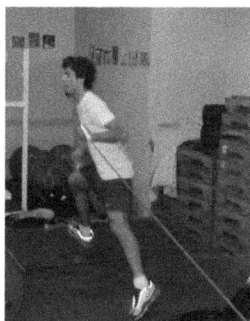

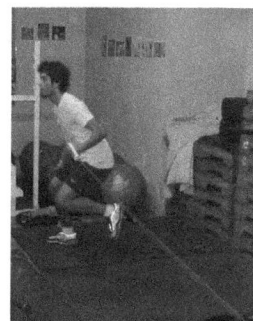

Exécution	1. Tenez un élastique d'exercice (faible résistance) avec votre bras extérieur. 2. Les genoux sont légèrement fléchis (position athlétique). 3. Au moyen de votre seule jambe extérieure, propulsez-vous vers le côté de façon aussi explosive que possible. 4. Atterrissez sur la jambe opposée et revenez à la position de départ.
Points clés	1. Gardez le même angle du tronc en tout temps. 2. Concentrez-vous afin de faire une pleine extension de la jambe extérieure (genou et cheville). * Notez que cet exercice peut, et devrait, être fait sans résistance (méthode de contraste).
Capacités ciblées	1. Force de départ 2. Vitesse-force
Région ciblée	Muscles du bas du corps

31. Sauts de patin avant (diagonal) avec résistance

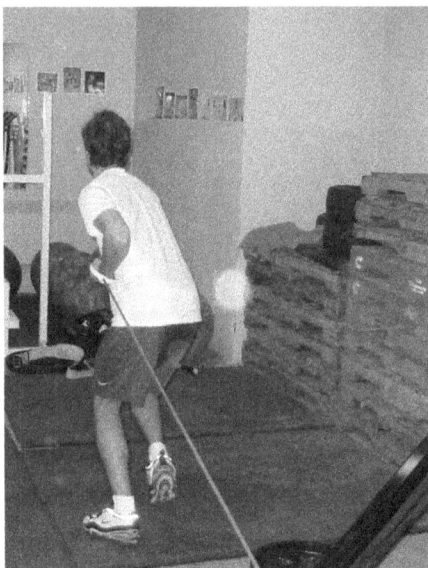

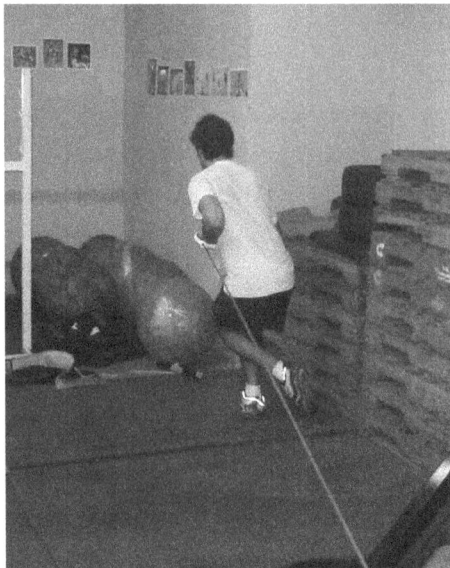

Exécution	1. Tenez un élastique d'exercice (faible résistance) avec votre bras extérieur. 2. La jambe extérieure est au sol, légèrement fléchie. La jambe intérieure est soulevée du plancher. 3. Au moyen de votre seule jambe extérieure, propulsez-vous vers l'avant de façon aussi explosive que possible. 4. Atterrissez sur la jambe opposée et revenez à la position de départ.
Points clés	1. Gardez le même angle du tronc en tout temps. 2. Concentrez-vous afin de faire une pleine extension de la jambe extérieure (genou et cheville). * Notez que cet exercice peut, et devrait, être fait sans résistance (méthode de contraste).
Capacités ciblées	1. Force de départ 2. Vitesse-force

Région ciblée	Muscles du bas du corps

32. Retournement de gardien avec résistance

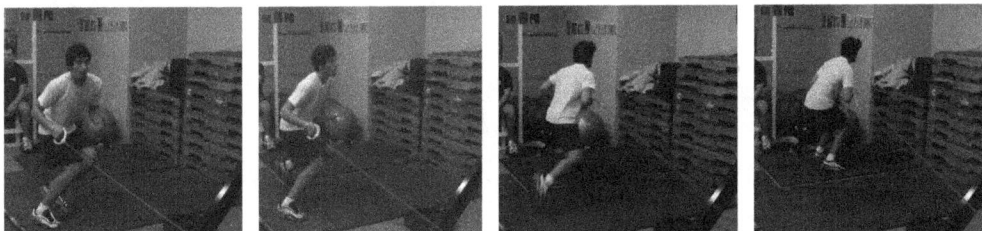

Exécution	1. Tenez un élastique d'exercice (faible résistance) avec votre bras extérieur. Le tronc est tourné vers l'extérieur. 2. La jambe extérieure est sur le sol, légèrement fléchie. La jambe intérieure est soulevée du plancher. 3. L'objectif est de sauter latéralement et légèrement vers l'avant. Amorcez le mouvement en fouettant le tronc et les hanches vers l'intérieur et poussez ensuite avec votre jambe extérieure. 4. Atterrissez sur la jambe opposée et revenez à la position de départ.
Points clés	1. Maintenez l'angle du tronc fixe en tout temps. 2. Concentrez-vous afin de fouetter le tronc et les hanches avec puissance et rapidité. * Notez que cet exercice peut, et devrait, être fait sans résistance (méthode de contraste).
Capacités ciblées	1. Force de départ 2. Vitesse-force
Région ciblée	Muscles du bas du corps

33. Extension triple avec bande élastique *Jumpstretch* (genou, hanche, cheville)

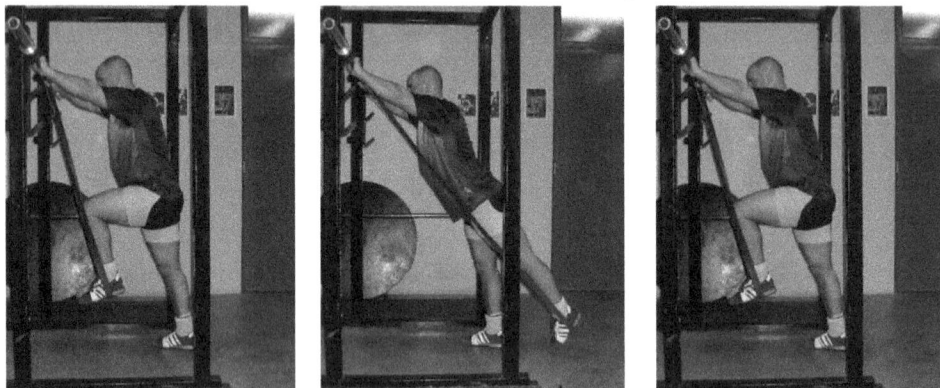

Exécution	1. Fixez une bande élastique à votre pied, l'autre extrémité à un poteau fixe. 2. La jambe de travail est fléchie à 90 degrés. La jambe opposée repose sur le sol, légèrement derrière le centre de gravité. 3. Balancez de façon explosive la jambe de travail vers le bas et vers l'arrière au moyen d'une extension puissante du genou, de la hanche et de la cheville. 4. Ramenez la jambe à la position de départ aussi rapidement que possible et répétez.
Points clés	1. L'objectif de cet exercice est de faire autant d'extension triple que possible dans un laps de temps défini. 2. L'élastique ramènera rapidement votre jambe de travail à sa position de départ, ce qui vous aidera à augmenter la fréquence de vos pas au moyen de l'apprentissage moteur.
Capacités ciblées	1. Force de départ 2. Vitesse-force 3. Force réactive
Région ciblée	Muscles du bas du corps

34. Lancer avant du ballon médical avec balancement

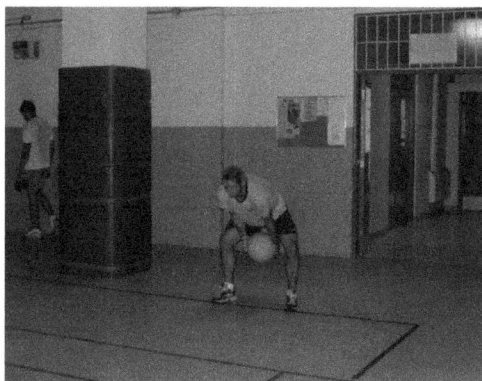

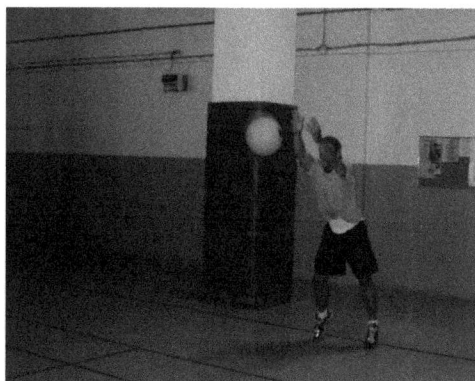

Exécution	1. Saisissez un ballon médical à deux mains. 2. Amenez le ballon entre vos jambes en fléchissant le tronc vers l'avant, fléchissant les genoux et poussant les hanches vers l'arrière (le centre de gravité se déplace aux talons). 3. Explosez vers le haut en amenant les hanches vers l'avant, en faisant une extension du tronc, des jambes et des chevilles. Lancez le ballon aussi loin que possible.
Points clés	1. Si vous faites cet exercice correctement, votre corps devrait faire un bond vers l'avant au moment du lancé et vous atterrirez 2 à 5 pieds en avant de votre position de départ.
Capacités ciblées	1. Force de départ 2. Vitesse-force
Région ciblée	Le corps en entier

Partie 9
Sujet spécial : L'entraînement en force au féminin

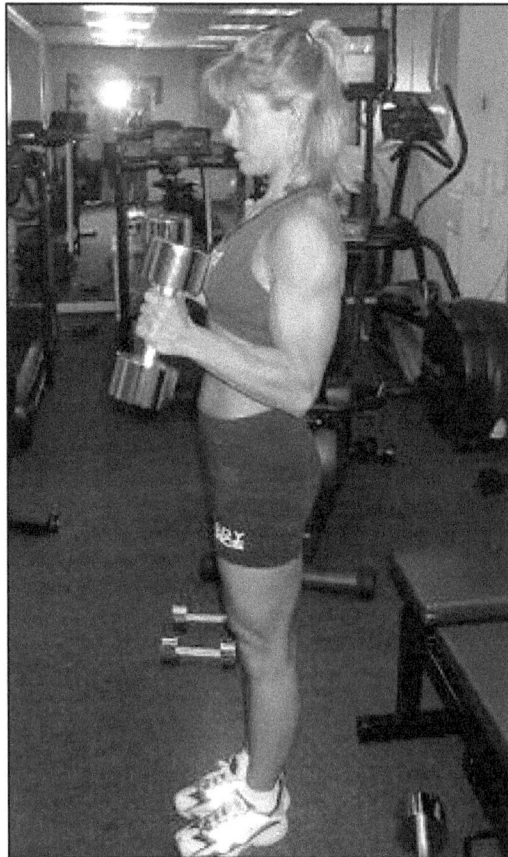

Tuons les mythes!
(préalablement publié sur T-mag.com)

Je suis le type de gars qui aime bien rire et avoir du bon temps. La plupart des lecteurs de T-Mag peuvent avoir de la difficulté à le croire puisque je passe tellement de temps à répondre à des questions sur le forum de T-Mag, à écrire des articles ou des livres, et à entraîner des athlètes. Avec tout ceci en chantier, il semble peu probable que je puisse avoir un semblant de vie normale.

Je suis d'accord, je n'ai peut-être pas énormément de temps libre, mais j'aurais du mal à vivre sans ma dose quotidienne d'humour. J'ai donc découvert une nouvelle façon de m'amuser au *gym*. J'appelle cette activité *humilier les pseudo-machos en puissance*.

Tous les *gyms* au monde semblent avoir leur lot de machos en devenir, des mecs qui *croient* être l'incarnation du dur à cuir typique au cinéma (malgré bien des évidences visiblement contradictoires). Vous savez de qui je parle ; des gars qui se donnent un air de dur au *gym*, surtout lorsqu'il n'y a pas de véritable haltérophile ou culturiste présent pour garder leur égo en laisse.

Ils se permettent même d'utiliser les nouveaux membres comme bouc-émissaires en agissant avec condescendance. Bref, ils me font ch... !

Mais j'adore remettre ces bouffons à leur place. Oh, je ne parle pas de soulever un zillion de kilos de plus qu'eux. Ils savent que je suis plus fort qu'eux. Non, je parle d'une véritable leçon d'humilité. C'est alors que je fais s'entraîner **une de mes clientes** à la même heure qu'eux.

Une athlète en particulier n'a que 16 ans. Tel que mentionné, elle est une patineuse artistique de compétition et ne ressemble en rien à une brute. Cependant, cette fille à quelque chose de spécial. Dans ses temps libres, elle concourt également en haltérophilie. Elle peut ainsi faire un épaulé jeté avec ce que la plupart de ces petits machos peuvent manipuler au *soulever de terre*, et elle peut arracher ce qu'ils peuvent soulever au *développé couché*. Quant à ses soulevés de terre... disons simplement que ces clowns devraient probablement combiner leurs charges au développé couché et au *squat* pour soulever autant qu'elle!

Je vous assure, voir le visage de ces mecs lorsqu'ils voient cette fillette de 5 pieds les détruire sans équivoque au *gym* vaut plus que de gagner un gros lot à la loterie. Honnêtement, c'est ce que je définirais comme une énorme érection psychologique!

Et vous savez ce qui empire les choses pour ces imbéciles? La demoiselle en question a un look très féminin et est très jolie. S'il s'agissait d'un hermaphrodite de 240 livres, alors les machos humiliés pourraient au moins se moquer de son apparence pour regagner un tant soit peu de leur virilité (c'est amusant de constater à quel point les hommes les moins sécures utilisent toujours les détails les plus insignifiants afin de vous abaisser dans l'espoir de se donner un quelconque crédit et rehausser leur piètre image). Mais non, il s'agit d'une jolie demoiselle, féminine et, ahem... *proportionnée*, qui les bat à plate couture.

Dans le langage imagé de plusieurs commentateurs sportifs : « Croyez-moi, ça fais mal! »

Évidemment, cette fille possède un potentiel incroyable et est une excellente athlète avec un bon bagage athlétique. Ses performances sont donc compréhensibles. Mais il y a une leçon à tirer ici… les femmes peuvent être fortes, musclées et en forme tout en demeurant incroyablement attirante et féminine. Les femmes ne devraient pas avoir peur de soulever de grosses charges ni d'utiliser des exercices typiquement stéréotypés (à tort) comme étant masculins/machos, comme le soulevé de terre, le *squat*, épaulé, jeté, arraché, etc.

Dans ce chapitre je vais expliquer pourquoi les femmes sont souvent apeurées de ce que j'appelle « l'entraînement sérieux » et pourquoi elles ne devraient pas l'être. J'exposerai également les légères différences dans la planification de programmes d'entraînement destinés aux athlètes féminines comparativement aux athlètes masculins.

Je ne suis pas un admirateur du féminisme poussé à l'extrême; vous savez, le genre qui clame que les hommes et les femmes sont égaux dans tous les domaines. Cela n'est simplement pas vrai! Les hommes et les femmes ont chacun des forces, faiblesses et besoins qui leurs sont propres. Cela devrait donc se refléter dans leurs programmes d'entraînement respectifs.

Pourquoi les femmes ont peur de soulever de grosses charges

Depuis la nuit des temps, les gros physiques virils et la force brute ont été solidement associés dans la tête de tous, si bien que plusieurs femmes croient que si elles deviennent plus fortes, elles développeront un physique musclé et masculin. Ceux d'entre nous qui sont légèrement plus allumés savent que l'augmentation de la force peut être associé autant à des facteurs neuraux qu'à des facteurs musculaires. Ainsi, le simple fait qu'une femme augmente de beaucoup son niveau de force ne signifie pas qu'elle finira par ressembler à un Jay Cutler à nichons. Voici pourquoi :

Premièrement, la plupart des femmes possèdent un taux de testostérone bien plus faible que celui des hommes, soit environ dix fois moins. Puisque la testostérone augmente la synthèse protéique et la masse musculaire, il semble évident que les femmes sont moins susceptibles de bâtir des muscles énormes que leurs collègues masculins même si elles s'investissent à fond dans un intense entraînement en force.

Je crois fermement que les facteurs neuraux impliqués dans la production de force sont bien moins développés chez les athlètes féminines débutantes que chez les athlètes masculins débutants. Cela est probablement dû au fait que, par tradition, les jeunes garçons sont plus actifs. Le résultat de ceci est que les femmes pourront améliorer cet aspect de façon plus importante que les hommes.

Ceci ne signifie pas que les femmes ne peuvent pas bâtir un physique musclé. Les femmes peuvent augmenter leur masse musculaire, mais pas au même niveau que les hommes.

Cependant, leur potentiel d'augmentation de leur force est similaire ou supérieur à celui des hommes, surtout parce que leur point de départ est plus bas que celui des hommes. L'entraîneure Jennifer Blomquist est d'accord sur le fait que les femmes peuvent gagner en force à un rythme parfois plus grand que les hommes :

Je constate que ceci est vrai, surtout lorsque la femme dépasse le blocage mental de « ne pas vouloir devenir massive » pour finalement y aller à fond.

Il est évident que la plupart des hommes ont de la difficulté à prendre 15-25 livres de muscle en un an (selon moi, cette augmentation de masse musculaire produira un changement très visible). Alors, les femmes ne devraient pas trop s'inquiéter de finir par ressembler à l'Incroyable Hulk!

Je dirai qu'une femme peut prendre de 7 à 12 livres de tissu musculaire de qualité en un an (une fois qu'elle dépasse le stade de débutante), ce qui lui donnera un beau corps ferme! Et pour citer la femme forte Patricia Smith :

Je crois sincèrement que la plupart des femmes seraient plus belles avec 5-10 livres de masse musculaire additionnelle. La tendance actuelle à la maigreur doit être foutue aux ordures!

Jennifer Blomquist abonde dans le même sens lorsqu'elle parle des peurs qu'ont les femmes de devenir trop massive :

Je disais à mes clientes qu'elles ne se réveilleraient pas un bon matin en hurlant « Mon Dieu! Je suis allé trop loin au gym hier et maintenant je suis éno-o-orme !!! »

Une autre appréhension qu'ont les femmes (et leurs entraîneurs personnels crétins) est de se blesser. Je ne sais pas pourquoi, mais les gens semblent croire que les femmes sont plus sujettes aux blessures que les hommes. Il n'existe absolument aucune donnée démontrant que les femmes sont plus à risques de se blesser lors d'entraînement avec poids. Il est grand temps de tuer ce mythe de la petite femme fragile!

Cependant, au cours des dernières années, il y à eu une augmentation des blessures du ligament antérieur croisé chez les athlètes féminines. Ceci pourrait être une indication qu'elles soient plus susceptibles à ce type de blessure (résultant de la configuration de leurs hanches et de leurs jambes), ou tout simplement que les femmes sont plus actives et ainsi courent davantage de risques de blessures. Voici encore une excellente raison d'utiliser l'entraînement en force. Renforcer les muscles des jambes, surtout le vastus medialis), augmentera la stabilité du genou et ainsi réduira les risques de blessures sportives aux genoux.

Pourquoi les femmes devraient s'entraîner en force

Les femmes peuvent grandement bénéficier de l'entraînement en force. Voici certains de ces bénéfices :

1. Risques réduits de souffrir d'ostéoporose. Le stress mécanique placé sur les structures corporelles lors de l'entraînement en force (surtout les mouvements au sol) aide à augmenter la densité osseuse et à prévenir la perte de calcium et la fragilisation des os plus tard dans la vie.

2. Risques réduits de blessures sportives. Bien que les femmes ne soient pas plus susceptibles aux blessures résultant d'entraînement en force que les hommes, il est vrai que les femmes pratiquant un sport sont plus à risque de blessure que leurs collègues masculins. Cela est probablement causé par le fait que, par tradition, les hommes sont davantage impliqués dans l'entraînement hors-saison, ce qui peut aider à réduire le risque de blessures. Une femme sérieusement impliquée dans une discipline sportive risque bien moins de se blesser si elle s'entraîne sérieusement dans un *gym*.

3. Changement de la composition corporelle. Avec un entraînement adéquat, une femme augmentera davantage sa masse maigre et diminuera sa masse adipeuse. De plus, s'entraîner sérieusement en force pendant une diète d'amaigrissement préviendra la perte musculaire, luttant ainsi contre l'effet yo-yo qui mène souvent à la reprise du poids perdu, et d'avantage!

4. Plus de force pour les activités quotidiennes et sportives. Si les femmes augmentent la force des muscles impliqués dans les tâches quotidiennes, elles utiliseront une plus petite portion de leur force disponible, pouvant s'acquitter de leurs tâches de façon plus efficace tout en accumulant moins de fatigue.

5. Plus saine à l'intérieur comme à l'extérieure. Améliorer la force augmente la confiance en soi et l'estime de soi. La femme se sent ainsi plus sexy et plus racée.

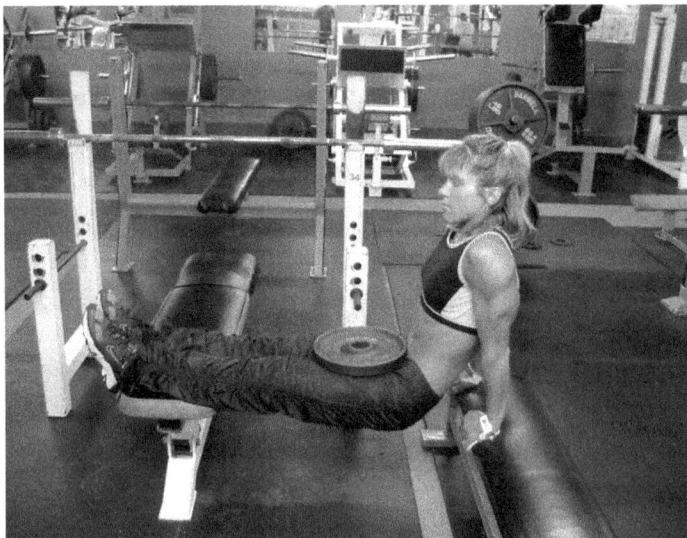

L'entraînement au féminin

Paramètre	Entraînement féminin traditionnel	Entraînement adéquat pour les hommes	Entraînement adéquat pour les femmes
Charge (intensité)	Faible (40-65 %)	Modérée à élevée (75-100 %)	Légèrement plus faible que les hommes (70-95 %)
Tempo	Eccentrique très lent, Concentrique lent	Eccentrique lent, Concentrique rapide	Eccentrique lent, Concentrique rapide
Répétitions par série	Élevés (12-20)	Faibles à modérés (1-10)	Légèrement plus élevés que les hommes (3-12)
Séries par exercice	Faibles (1-2)	Modérés (3-5)	Légèrement plus faibles que les hommes (4-6)
Exercices par séance	Élevés (5-6)	Modérés (3-5)	Modérés (3-5)
Type d'exercices	Exercices d'isolation légers	Emphase sur les exercices multi-articulaires avec un peu de travail en isolation	Emphase sur les exercices multi-articulaires avec un peu de travail en isolation
Fréquence	2-3 fois par semaine	3-5 fois par semaine	3-5 fois par semaine
Type de plan d'entraînement	Aucun, répéter le même programme fois après fois	Périodisé, avec des phases de surcharge et de décharge	Périodisé, avec des phases de surcharge et de décharge

Le tableau précédent donne de bonnes indications lors de l'élaboration de programmes d'entraînement pour femmes. Il faut comprendre que les femmes sont parfaitement capables de soulever des charges relativement lourdes, faire un volume d'entraînement plus grand que la plupart des gens croient (en fait, leur tolérance au volume est plus élevée que la plupart des hommes) et devraient concentrer leurs efforts sur les exercices multi-articulaires.

À la base, les femmes devraient s'entraîner pratiquement de la même façon que les hommes, avec quelques différences mineures :

1. Légèrement plus de répétitions par série : Les femmes n'ont pas la même capacité que les hommes à activer autant d'unités motrices. Ainsi, elles doivent faire 1 à 2 répétitions additionnelles. Lors d'entraînement en force, un homme devrait faire de 1 à 5 répétitions alors qu'une femme tirera davantage de bénéfices en faisant 3-6 répétitions. Lors de l'entraînement en hypertrophie, les hommes auront de bons résultats avec 5-10 répétitions alors que les femmes devraient s'en tenir à 7-12 répétitions.

2. Légèrement plus de séries par exercice : La raison est la même que ci-dessus. La plupart des femmes devront faire 1-2 séries supplémentaires d'un exercice afin d'obtenir le même degré de stimulation que les hommes, encore une fois à cause de leur capacité moindre à activer leurs unités motrices.

3. Intensité légèrement inférieure : Ceci *ne signifie pas* que les femmes ne sont pas aussi fortes que les hommes. Mais puisqu'elles ont besoin de quelques répétitions et séries supplémentaires que les hommes, l'intensité relative doit être diminuée en proportion afin de permettre une bonne progression.

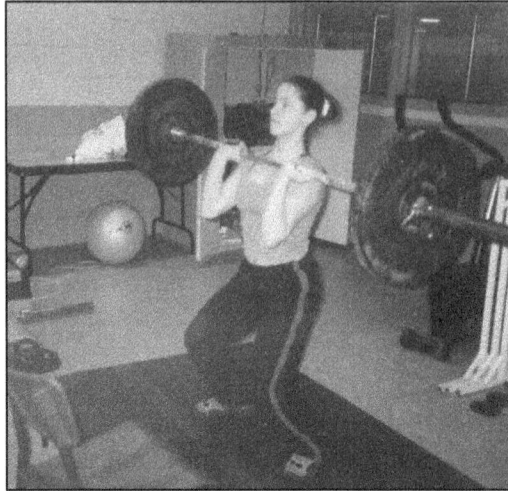

De bons exercices

Puisque les femmes ont une efficacité nerveuse *de départ* qui soit inférieure, je suggère d'utiliser des exercices qui sollicitent de façon intensive le système nerveux. Les mouvements complexes tels *power cleans from the hang/blocs/ground, power snatches from the hang/blocs/ground*, fentes, soulevés de terre, accroupissements et *push press* sont tous d'excellents choix.

Je crois que les mouvements d'haltérophilie procurent deux bénéfices majeurs aux femmes :

1. Ce ne sont pas des exercices qui provoquent une grande congestion musculaire localisée. Ainsi, la femme n'a pas l'impression d'augmenter sa masse musculaire. Évidemment, cela n'est qu'un effet subjectif et psychologique, mais si cela peut les aider à demeurer intéressées à l'entraînement, tant mieux!

2. Ils augmentent la confiance et l'estime de soi probablement plus que n'importe quel autre exercice. Il n'y a rien de plus gratifiant que de soulever une charge du plancher et de la soulever à bout de bras au dessus de la tête en un seul mouvement puissant et fluide.

Jennifer Blomquist me racontait :

Lorsque j'ai commencé à faire les mouvements d'haltérophilie olympique, j'ai ressenti plus de joie et de motivation à l'entraînement que jamais auparavant, et en un court laps de temps, jamais je ne me suis senti aussi bien, jamais mon corps n'aura eu un si beau look, ni n'a été aussi fort !

Les femmes bénéficient également de l'entraînement balistique comme de lancer un ballon médical à partir de positions variées ou d'exercices de saut. Elles devraient également inclure des exercices pour les régions à problèmes, comme les triceps, les fessiers, ischiojambiers, vaste interne et abdominaux.

Conclusion

Il existe un film français intitulé « L'homme parfait est une femme comme les autres ». Nous pourrions utiliser le même titre pour cet article : « La femme parfaite est un homme comme les autres », signifiant que lorsqu'il est question d'entraînement, les deux sexes peuvent et devraient s'entraîner de la même façon, avec certaines petites modifications mineures.

Soyez assurés que tous ces vidéos d'entraînement par les vedettes d'Hollywood seront bien plus utiles dans la poubelle !

Partie 10
Sujet spécial : eccentriques quasi-isométriques

Améliorer la flexibilité et la performance
Par Tony Schwartz

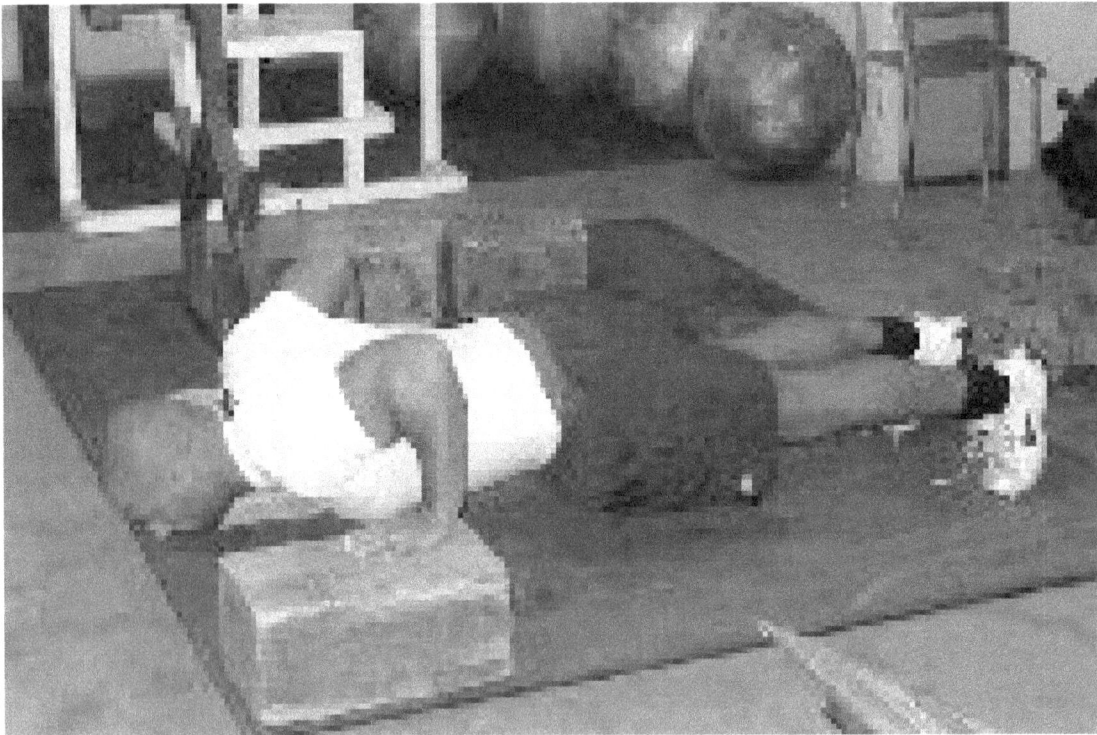

Introduction

Les eccentriques quasi-isométriques (EQIs) (Siff 1994) sont un type d'étirement particulier. En tant que tels, ils *peuvent* procurer des résultats et des bénéfices que vous ne pourriez obtenir avec d'autres types d'étirements.

Notez que j'ai écrit « *peuvent* procurer ». Cette déclaration découle du fait qu'aucune recherche n'a été faite sur ce type d'action musculaire. Toute l'information présentée ci-dessous est basée sur des recherches menées sur des sujets indirectement reliés aux EQIs ou sur des évidences anecdotiques recueillies suite à l'application des EQIs sur le terrain, avec des athlètes. Ne soyez pas confondus, les effets des EQIs ne sont pas couverts dans plusieurs autres publications. Ainsi, l'information ci-dessous est basée sur des anecdotes directes et des évidences empiriques indirectes.

Que sont les EQIs?

Les EQIs sont essentiellement ce que leur nom indique :

Eccentrique: Les muscles sont allongés alors qu'ils contractent.
Quasi-**Isométrique**s: Le mouvement est très lent (presque statique).

Définis de manière stricte, les EQIs sont simplement des actions eccentriques. Cependant, le mouvement eccentrique se produit à une vitesse tellement lente que le terme « quasi-isométrique » est employé (les EQIs peuvent également être décrits comme étant des isométriques eccentriques). Le terme « quasi-isométrique » indique que l'action est presque isométrique puisque pratiquement aucun mouvement n'est produit relativement à la durée de l'action musculaire.

Afin de mieux saisir ce que sont les EQIs, il est préférable d'utiliser un exemple.

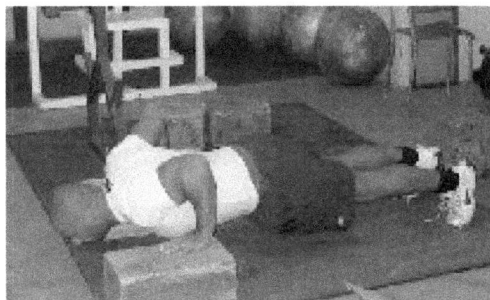

Push-up EQI

Dans cet exemple, l'athlète est en position de push-up, les mains sur des blocs. Ceci est la position de départ. Dans cette position, l'athlète tentera de maintenir une contraction isométrique. À mesure que le temps avance, l'athlète commencera à fatiguer. Comme une action isométrique n'est ni plus ni moins un eccentrique lent, l'athlète commencera alors à « s'enfoncer » lentement entre les blocs. L'athlète tente toujours de maintenir une contraction isométrique, mais le résultat est en fait une contraction eccentrique très lente.

Au fur et à mesure que l'athlète s'enfonce, les muscles (et les tissus conjonctifs associés) commencent à s'allonger. L'athlète doit toujours tenter de maintenir la contraction isométrique. Cette contraction dans un état d'étirement est ce qui procure la majorité des bénéfices des EQIs.

Bénéfices des EQIs

Tel que mentionné plus haut, les EQIs offrent une myriade de bénéfices potentiels qui ne peuvent être obtenus avec les étirements traditionnels. Ces bénéfices incluent de tout, depuis la prévention des blessures jusqu'à la tolérance à l'acide lactique. Explorons plus en détail quelques-uns de ces bénéfices.

Bénéfices principaux

Avec les méthodes d'étirement traditionnelles (étirement statique d'un muscle détendu), c'est surtout la composante élastique parallèle qui est étirée (Siff 1993; Tumanyan et Dzhanyan 1980; Iashvili 1982). L'étirement d'un muscle contracté aura un effet plus prononcé sur la composante élastique en série. Pour comprendre ce que cela signifie, nous devons comprendre la différence entre la composante élastique parallèle, ou PEC (sarcolemme et autres structures) et la composante élastique en série, ou SEC (tendons et autres structures).

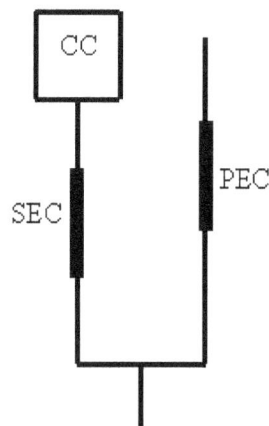

Graphique adapté de « *Tendinitis: its etiology and treatment* » par Sandra Curwin et William D. Standish

Ce graphique montre que la composante contractile (CC) du muscle est en série avec la composante élastique en série (SEC).

La composante élastique en série avec la composante contractile signifie que la composante élastique sera sous tension lorsque la composante contractile produira une tension (Levangie and Norkin 2001).

Avec la composante élastique parallèle (PEC), les choses sont légèrement différentes. La composante élastique parallèle d'un muscle fonctionne en parallèle avec la composante contractile. Cela signifie que lorsque la composante contractile s'allonge ou se raccourcit, la composante élastique le fait également (Levangie and Norkin 2001).

Mais qu'est-ce que tout ceci peut bien avoir à faire avec les EQIs ? Eh bien, il existe deux types de tension, active et passive. La composante élastique parallèle est responsable de la production de tension passive, alors que la composante contractile est responsable de la production de tension active. La tension totale dans un muscle est la somme des deux tensions, active et passive.

Au fur et à mesure que la composante élastique parallèle s'allonge, elle produit de plus en plus de tension passive. Cependant, la composante contractile d'un muscle possède une amplitude spécifique dans laquelle elle produit le plus de tension. Si la composante contractile est allongée ou raccourcie au-delà de cette amplitude, alors la tension qu'elle produit diminuera. Ce phénomène est connu sous le nom de relation longueur-tension isométrique (Levangie and Norkin 2001).

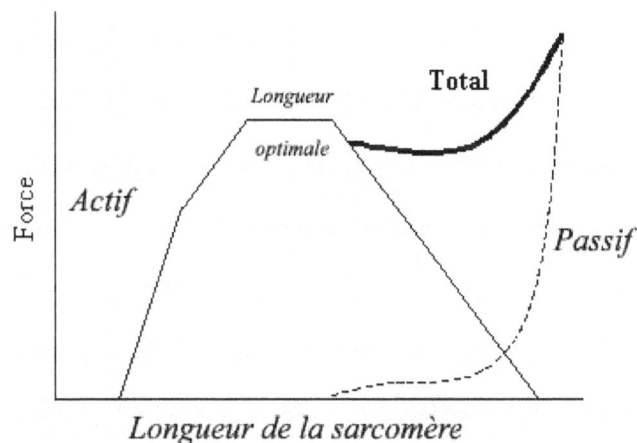

Graphique adapté de « *Joint Structure and Function: A Comprehensive Analysis* » 3rd Ed. par Pamela K. Levangie et Cynthia C. Nixon

Faisons un retour en arrière pour faire le lien avec notre exemple de *push-up* en EQI. Au début du mouvement, l'athlète produit une tension avec la composante contractile du muscle. Puisque la composante élastique agit de concert avec la composante contractile, elle est également sous tension. Cependant, puisque l'athlète n'a pas encore commencé à se fatiguer ni à « s'enfoncer », la composante contractile n'est pas allongée de façon significative et ainsi, la composante élastique parallèle ne l'est pas non plus.

À mesure que l'athlète se fatigue et descend, la composante contractile commence à s'allonger, tout comme la composante élastique parallèle. À ce moment, à la fois la tension active et la tension passive contribuent à la tension totale.

Il s'agit là de l'une des forces des EQIs comparativement aux autres méthodes d'étirement. Elle permet à l'athlète d'étirer à la fois la composante élastique en série et la composante élastique parallèle.

Tel que mentionné auparavant, avec les méthodes d'étirement traditionnelles (étirement statique d'un muscle détendu), surtout la composante élastique parallèle d'un muscle est étirée. Si l'accent est placé sur les méthodes traditionnelles d'étirement, alors ce sera surtout la composante élastique parallèle qui deviendra plus flexible. Ceci empire le rapport de flexibilité active (dépendante de la composante élastique parallèle) vs active (tributaire de la composante élastique en série), ce qui peut provoquer une incidence plus élevée de blessures chez les athlètes (Iashvili 1982). De plus, n'augmenter que la flexibilité passive n'améliorera pas la flexibilité dynamique (requise dans la plupart des gestes sportifs) de façon significative. À cela s'ajoute le fait qu'Iashvili (1982) a démontré qu'il existe une corrélation plus grande entre la flexibilité active et la performance sportive que la flexibilité passive et la performance sportive.

Puisque l'étirement statique agit principalement sur la composante élastique parallèle, la composante élastique en série demeure non étirée. Ceci est important parce que l'une des applications principales de l'étirement statique passif est de rallonger un muscle suite à un travail impliquant la contraction (par exemple, l'entraînement en force). Cependant, l'étirement statique passif n'étire pas les composantes du muscle impliquées dans la contraction! Voici une autre raison pour laquelle les EQIs sont supérieurs à l'étirement traditionnel.

Bénéfices secondaires

En plus de prévenir les blessures et d'étirer la composante élastique en série, il existe plusieurs autres bénéfices aux EQIs :

Modification de la courbe longueur-tension : Comme il est mentionné ci-haut, les muscles contractent plus efficacement à une longueur spécifique. En contractant vos muscles de façon quasi-isométrique dans une position étirée, vous demandez à vos muscles de produire une force dans une portion de la courbe longueur-tension dans laquelle ils sont typiquement plus faibles. En faisant cela plusieurs fois, il est raisonnable de croire que cette courbe puisse se modifier légèrement, de sorte que vos muscles parviennent à produire une plus grande tension dans leur état d'étirement.

Renforcement des tendons : Parce que l'entraînement en eccentrique procure davantage d'hypertrophie dans les portions distantes d'un muscle (Seger et coll. 1998), il est logique de croire que davantage de stress est appliqué aux portions distantes du muscle lors d'une contraction eccentrique. Conséquemment, c'est là que les tendons sont situés. De plus, Griffiths (1991) a démontré que les étirements lents à modérés se produisent entièrement aux tendons. Combinez cela avec le fait que les EQIs placent la composante élastique en série (dont les tendons sont une partie majeure) sous tension, et il semble évident que les EQIs mettent énormément de stress et de tension sur les tendons.

Il à été démontré qu'un changement d'activité peut promouvoir des changements subséquents dans la structure et la force des tissus conjonctifs (Komi 2003; Hayashi et coll. 1996). Ceci est l'une des raisons démontrant que les EQIs ont le potentiel de prévenir les blessures. Les EQIs peuvent également produire des changements dans la composante élastique en série, permettant à davantage d'énergie d'être emmagasinée dans les tendons.

Transfert de force dans tous les angles des articulations : Contrairement à différents exercices isométriques, qui ne procurent d'amélioration en force que dans l'angle spécifique dans lequel ils ont été faits, les EQIs procurent des gains en force dans tous les angles de l'articulation. Ceci s'explique par le fait que les EQIs sont faits avec les muscles en extension. Raitsin (1974) a démontré que le fait d'entraîner les muscles de façon isométrique en position étirée mène à un plus grand transfert de gains en force dans tous les angles. De plus, les EQIs ne sont pas une contraction isométrique stricte. Ils sont plutôt *quasi*-isométriques. À cause de cela, les muscles sont entraînés sur plus d'un angle à la fois, augmentant le transfert aux autres angles utilisés.

Hypertrophie et hyperplasie possible : Le travail du Dr. José Antonio avec les oiseaux à démontré qu'un étirement prolongé d'un muscle, avec surcharge, peut résulter en une augmentation de masse musculaire de l'ordre de 318 % (Antonio and Gonyea 1993). De plus, cette même étude démontra une augmentation de 82% du nombre de fibres. Cette étude fut menée sur des oiseaux qui ont été étirés pendant des heures et des jours durant cependant. Les résultats observés dans cette étude ne seront probablement pas dupliqués avec les EQIs, mais une certaine hypertrophie (et une possible hyperplasie) peut en découler.

Tolérance à l'acide lactique : L'une des particularités des EQIs est le fait que le sang ne peut pas circuler efficacement vers ou hors d'un muscle à cause de la force de la contraction (en assumant que la force de contraction soit assez forte). Ceci provoque une accumulation de déchets métaboliques qui ne peuvent être éliminés efficacement du muscle, et ce, tant que la contraction est maintenue. Un de ces déchets métaboliques est l'acide lactique.

Il n'est pas rare de constater une grande augmentation d'acide lactique dans les muscles lors de la pratique de plusieurs sports (basketball, hockey, etc.). Le fait de pouvoir mieux tolérer l'accumulation d'acide lactique et de continuer la contraction des muscles est important dans ces sports.

Hyperémie réactive : Comme il est mentionné ci-haut, d'énormes quantités d'acide lactique et autres déchets métaboliques s'accumulent dans le muscle lors d'EQIs. Cependant, lorsque la contraction est complétée, le corps tente de « nettoyer » le muscle de tous ces déchets métaboliques. Ceci se produit par un procédé appelé hyperémie réactive. Pendant ce phénomène, les vaisseaux sanguins du muscle préalablement contracté se dilatent. Ce phénomène transitoire peut être doublement bénéfique si le sang contient de grandes quantités de glucose, d'acides aminés et autres nutriments pouvant aider à la récupération musculaire suite à d'épuisantes contractions.

Augmentation de la force mentale : Quiconque ayant déjà fait de l'entraînement en intervalle, ou tout autre type d'entraînement impliquant une accumulation d'acide lactique dans le corps, sais jusqu'à quel point il est difficile de maintenir le rythme alors que le corps répond de plus en plus difficilement. Les EQIs représentent le même défi, sauf qu'il n'y à rien d'autre sur quoi porter son attention. Pour un athlète, ceci peut être un outil très efficace afin d'augmenter la force mentale et la relaxation. Par exemple, au cours d'une séance d'EQIs, si vous commencez à penser à quel point cela est difficile, et à quel point vous ne voulez plus continuer, vous vous placez dans une situation qui vous mènera sans doute à l'échec bien avant que votre corps n'en puisse plus. Cependant, si vous vous détendez alors que votre corps endure une douleur incroyable, vous serez en mesure de repousser vos propres limites. Il s'agit là d'un aspect des EQIs dont on ne parle que rarement, mais qui peut avoir des retombées majeures sur le terrain ou sur la piste.

Reconnaissance de faiblesses posturales : L'un des signes majeurs qui indique si un programme d'entraînement est adéquat ou non pour un athlète est s'il est conçu pour améliorer les faiblesses de celui-ci. Il existe plusieurs façons de découvrir les points faibles (tout comme il existe différents types de points faibles), mais les EQIs offrent un avantage distinct comparativement à d'autres méthodes utilisées pour déterminer les faiblesses d'un athlète lors du geste sportif. Les EQIs sont pratiquement statiques (quasi-isométriques). Ceci donne l'opportunité à l'entraîneur d'analyser la posture d'un athlète dans des positions propres au sport, et ce, sur une période de temps prolongée. Une analyse efficace de la posture pendant des actions dynamiques rapides sans l'aide d'un professionnel très compétent pour ce faire, ou sans équipement spécial (caméra haute vitesse, etc.), est pratiquement impossible.

Cela dit, il faut tout de même admettre que la nature quasi statique des EQIs est à la fois une faiblesse, car la majorité des sports impliquent des actions dynamiques. Cependant, les EQIs peuvent s'avérer des armes très importantes dans l'arsenal d'analyse car davantage d'information àà propos de la condition d'un athlète peut se traduire par l'élaboration de programmes d'entraînement plus efficaces et mieux adaptés.

Applications pratiques des eccentriques quasi-isométriques

Exercices en EQI et la performance

Les EQIs peuvent être faits pour la plupart des muscles du corps. Cependant, il est préférable de sélectionner les groupes musculaires et gestes sportifs qui procureront le plus de bénéfices mentionnés ci-haut.

Quelques exemples d'EQIs:

- *Push-ups* (mains sur des blocs)
- Extensions des triceps aux barres parallèles
- Fentes (pieds sur des blocs)
- Accroupissements à une jambe (pieds arrière sur un bloc)

Les possibilités sont infinies.

En ce qui concerne la durée et l'intensité des EQIs, il est important de noter que pour bénéficier des avantages mentionnés ci-haut, la durée doit être suffisante. À cause de cela, l'intensité doit être assez faible pour permettre une action musculaire suffisamment longue.

Cependant, alors que la durée est préférée à l'intensité, une posture adéquate doit passer avant tout le reste. Dès que la posture commence à se dégrader, l'exercice devrait être arrêté. Il s'agit là d'un point mineur, mais qui doit être toujours gardé à l'esprit.

Les EQIs devraient être faits jusqu'à l'échec musculaire (ou jusqu'à ce que la posture ne soit plus adéquate, tel que mentionné ci-haut) afin d'obtenir le maximum de bénéfices. Ceci est dû au fait que lors que vous vous fatiguez, vous allez « creuser » davantage l'étirement. Plus les composantes élastiques parallèles et en séries sont étirées (jusqu'à un certain point), plus vous pouvez vous attendre à obtenir des bénéfices.

La période de temps pendant laquelle vous pouvez maintenir un EQI est grandement tributaire de l'exercice choisi pour le faire. Cependant, pour vous orienter, je vous présente le tableau ci-dessous afin de vous donner une meilleure idée de la performance de vos athlètes. Encore une fois, gardez à l'esprit qu'une bonne posture doit être observée pendant toute la durée de l'exercice. Un EQI de longue durée avec une mauvaise posture ne se traduira pas en bons résultats, et peut même avoir un effet négatif.

Classification de la performance pour des mouvements multi-articulaires en EQI (fentes et *push-ups* sur blocs)	
Temps (secondes)	*Catégorie*
Moins de 60	Faible
60-90	Sous la moyenne
90-150	Dans la moyenne
150-240	Au-dessus de la moyenne
Plus de 240	Excellent

Quand ?

Avec une palette aussi large de bénéfices, il est possible de justifier l'emploi des EQIs pratiquement n'importe quand pendant un entraînement. Cependant, je crois que le bénéfice principal des EQIs est le ré-allongement de tissu contracté. En gardant ceci à l'esprit, les EQIs peuvent être utilisés avant et/ou après une séance d'entraînement.

Avant l'entraînement
Puisque les muscles répondent moins bien lorsque contractés (Hawkins 2002), le risque de blessures est plus grand pour un muscle contracté. Utiliser les EQIs avant une séance d'entraînement peut aider à prévenir les blessures pendant l'entraînement puisque les EQIs étirent les composantes élastiques parallèles et en série du muscle, se traduisant en un muscle allongé. Souvenez-vous que les étirements traditionnels n'offrent pas ce bénéfice (prévention des blessures) puisqu'ils n'étirent que la composante élastique parallèle. De plus, la durée des EQIs sera plus longue puisque l'endurance isométrique est supérieure au début d'un entraînement à cause d'une température corporelle moindre (Siff 2000).

Un autre bénéfice des EQIs au début d'un entraînement est qu'ils peuvent améliorer la performance du travail dynamique subséquent. Karaev et coll. (1978) a découvert que le travail statique fait pendant 5-8 minutes avant un travail dynamique mène à une facilitation des réflexes (particulièrement utile avant un entraînement en accumulation d'énergie cinétique, ou EAEC), du tonus musculaire, de la force maximale et de la fréquence de foulée (à la course). Si employés pour améliorer le travail dynamique subséquent, les EQIs ne devraient pas être exécutés jusqu'à l'échec musculaire ni jusqu'à l'échec technique.

Après l'entraînement
Utiliser les EQIs après une séance d'entraînement rallonge le tissu contracté. Ceci est important, car si les muscles sont laissés dans leur état contracté, alors la circulation sanguine vers ceux-ci sera diminuée de façon significative (Zatsiorsky 1995). Mauvaises nouvelles pour ceux qui se préoccupent tant de la nutrition post-entraînement : si le sang ne peut parvenir au muscle, comment peut-il utiliser tous ces nutriments qui se trouvent dans le sang pour récupérer ?

L'un des premiers bénéfices que les gens remarquent est qu'ils ne sont pas aussi courbaturés le lendemain si les EQIs sont faits après l'entraînement. Ceci s'explique sans doute parce que les muscles ont été rallongés, permettant ainsi une récupération optimale. Les implications de ce phénomène sont majeures. Si le corps peut parvenir rapidement à une récupération complète, alors davantage de séances d'entraînement sont possible au cours d'une période donnée. Pour accélérer encore plus le processus de récupération, tirez avantage de l'hyperémie réactive en buvant votre boisson post-entraînement 15-30 minutes avant de faire vos EQIs. Ceci procurera aux muscles épuisés de grandes quantités de substrats requis pour récupérer.

Périodisation

Compte tenu des bénéfices potentiels à long terme découlant des EQIs (renforcement des tendons, déplacement de la courbe longueur-tension, hyperplasie) il est bénéfique d'incorporer les EQIs tôt dans l'entraînement d'un athlète. Cependant, cela ne signifie pas que les EQIs doivent toujours être présents dans le programme d'entraînement. Comme c'est le cas pour n'importe quelle méthode d'entraînement, les EQIs doivent être intégrés dans une périodisation afin d'en retirer le maximum de bénéfices.

Souvenez-vous que la force est dépendante du type de programme employé. À cause de cela, les EQIs doivent être faits individuellement. Si elle est négligée pendant trop longtemps, votre force lors d'entraînement en EQI diminuera même si votre performance lors d'autres exercices augmente.

Conclusion

Depuis quelque temps, les étirements traditionnels sont considérés par plusieurs comme étant inefficaces, avec raisons, pour l'augmentation de la flexibilité lors de gestes sportifs ainsi que pour réduire les courbatures musculaires. Bien que ces deux critiques soient valides, les étirements traditionnels sont souvent omis des programmes d'entraînement, sans substitut.

Les EQIs ont non seulement de meilleurs effets pour l'augmentation de la flexibilité dynamique et la diminution des courbatures, mais offrent en plus toute une palette de bénéfices pour l'entraîneur et l'athlète prêt à y mettre les efforts (douloureux) nécessaires.

Partie 11
Conclusion

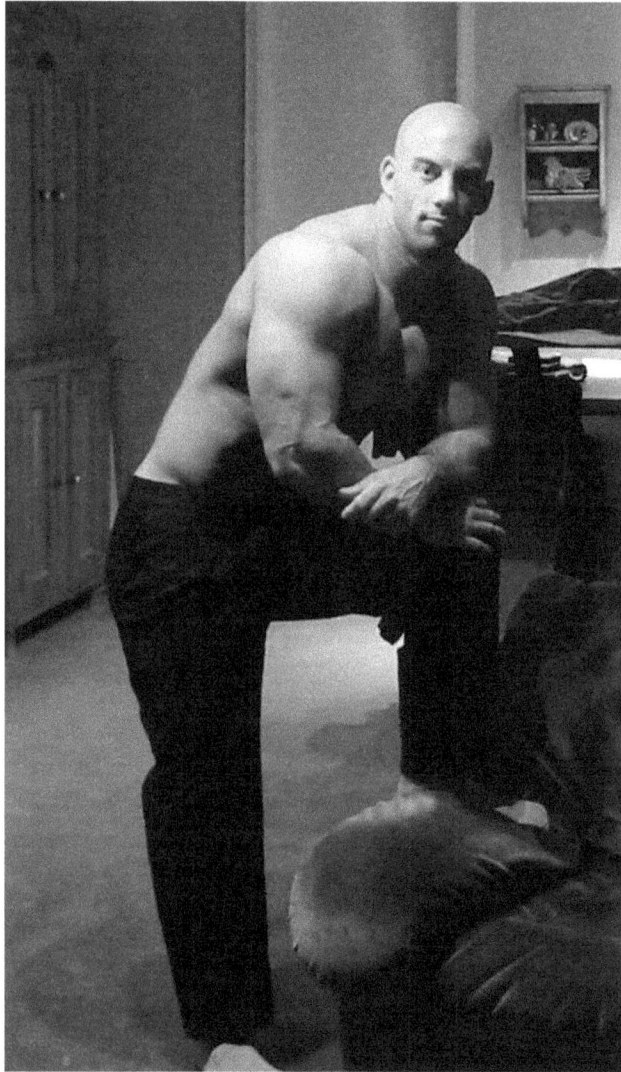

Derniers mots

Notre voyage tire à sa fin…

Je souhaite que ce livre vous a procuré plusieurs nouveaux outils à ajouter à votre arsenal. Je crois sincèrement que vous êtes maintenant mieux équipé pour travailler avec des athlètes de haut niveau ainsi que pour monter des programmes d'entraînement qui livreront des résultats extraordinaires.

Souvenez-vous que l'idiotie se résume à faire la même chose fois après fois tout en s'attendant à obtenir des résultats différents! Ce livre vous donne plusieurs façons de parvenir à vos fins. Si vous arrivez à en tirer profit au maximum, vos performances sur le terrain ou au *gym*, que ce soit pour vous ou vos clients, grimperont de quelques crans

Je vous assure que l'information présentée dans ce livre est basée à la fois sur la science ainsi que sur l'expérience; il n'en tient qu'à vous maintenant d'en tirer tous les bénéfices possibles!

Si vous avez besoin de guidance, n'hésitez pas à communiquer avec moi à christianthibaudeau_1@hotmail.com. C'est avec plaisir que je vous assisterai, que vous soyez un athlète ou un collègue entraîneur !

Que la force soit avec vous,

Christian Thibaudeau

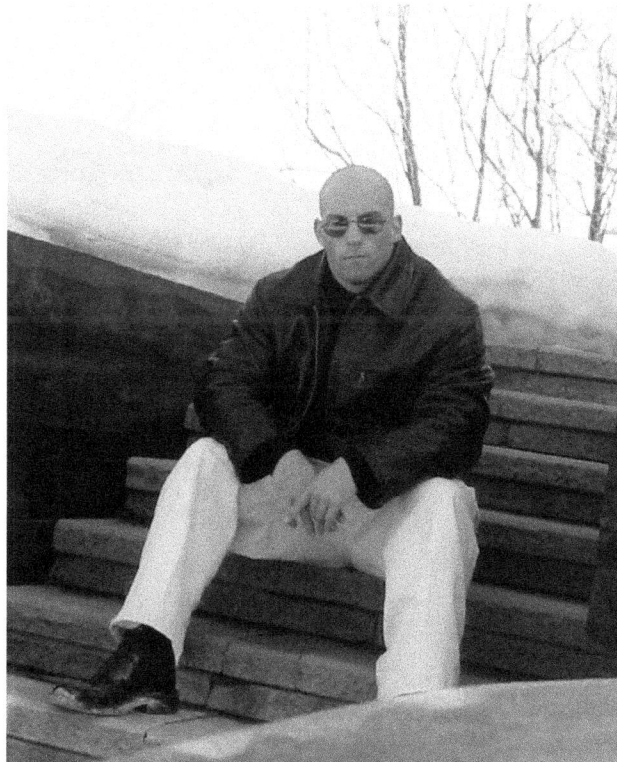

Théorie et Application de Méthodes Modernes de Force et de Puissance

Méthodes modernes pour développer
une super-force

Par Coach Christian Thibaudeau
Édité par Tony Schwartz

Préface par Thomas J. Myslinski, Jr.

Éditions F.Lepine
ISBN 978-0-9809415-8-6
Publication 2008
www.MuscleDriveThru.com

www.ingramcontent.com/pod-product-compliance
Lightning Source LLC
Chambersburg PA
CBHW080613270326
41928CB00016B/3045